健康与塑身丛书——图文版

蔬菜中的降糖药

高溥超　主编

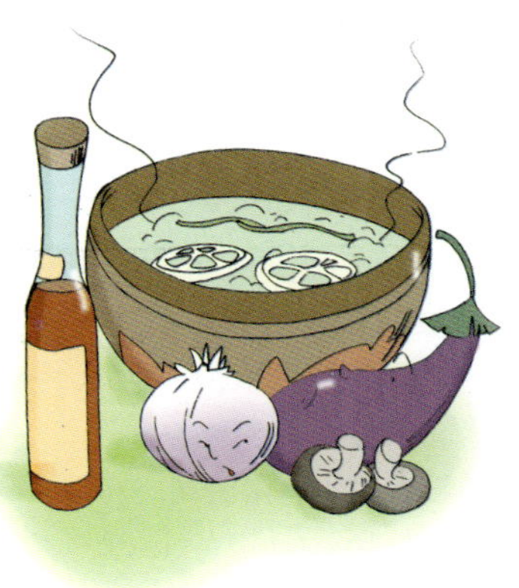

中国农业科学技术出版社

图书在版编目（CIP）数据

蔬菜中的降糖药／高溥超主编．－北京：中国农业科学技术出版社，2004.5

（健康与塑身丛书——图文版）

ISBN 7-80167-617-3

Ⅰ．蔬…　Ⅱ．高…　Ⅲ．糖尿病－蔬菜－食物疗法－图解　Ⅳ．R587.105-64

中国版本图书馆CIP数据核字（2004）第000089号

责任编辑　张孝安
责任校对　马丽萍
出版发行　中国农业科学技术出版社
　　　　　地址：北京中关村南大街12号
　　　　　邮编：100081
　　　　　电话：（010）68919708；68975144
　　　　　传真：（010）62189014
　　　　　电子信箱：nongyechuban@sina.com.cn
经　　销　新华书店北京发行所
印　　刷　北京金鼎彩色印刷有限公司
开　　本　850 mm × 1 168 mm　1/32　印张：5
印　　数　1～6 000册　字数：66千字
版　　次　2004年5月第1版　2004年5月第1次印刷
定　　价　16.80元

编委会

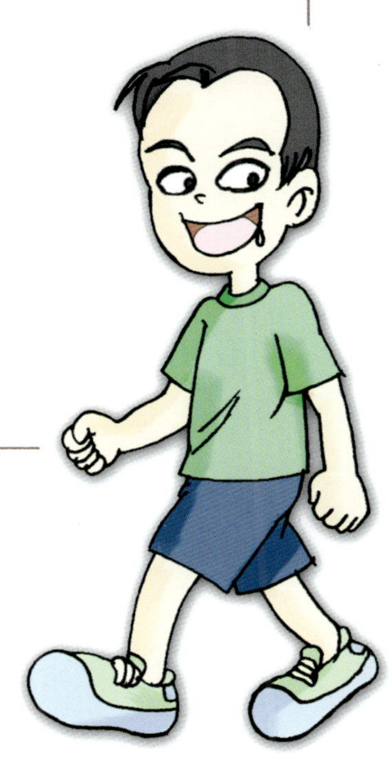

内容提要

本书是一本关于糖尿病人食疗的书籍。书中介绍了日常生活中常见的几十种含有胰岛素样成分,以及富含硒、锌、钠等微量元素的蔬菜,如空心菜、香菇、苦瓜、菜豆、芦笋、牛蒡根等。从分析食品营养成分的角度出发,建议糖尿病患者常食这些药食兼备的佳蔬,这对糖尿病有较好的防治作用。

本书集科学性、实用性、趣味性为一体,通俗易懂,图文并茂,符合读图时代要求,适合广大家庭和餐饮业人员,特别是糖尿病患者阅读。

目 录

上篇　糖尿病知多少

1. 国内外糖尿发病率有何特点 …………………………（2）
2. 何为糖尿病 ……………………………………………（6）
3. 什么是血糖，其正常值是多少 ………………………（11）
4. 什么是胰岛素，其作用是怎样的 ……………………（16）
5. 糖尿病的临床表现 ……………………………………（20）
6. 微量元素与糖尿病有何关系 …………………………（25）
7. 糖尿病与高血脂有什么关系 …………………………（29）
8. 糖尿病的食疗原则 ……………………………………（32）

下篇　多吃蔬菜可降血糖

1. 巧用南瓜防治糖尿病 …………………………………（38）
2. 佳蔬圣药——空心菜 …………………………………（43）

3．苦口良药——苦瓜 ……………………………………… (47)
4．韭菜的妙用 ……………………………………………… (52)
5．说洋葱 …………………………………………………… (58)
6．话大蒜 …………………………………………………… (63)
7．谈菠菜 …………………………………………………… (69)
8．补锌疗疾的大豆 ………………………………………… (74)
9．补磷佳蔬——菜豆 ……………………………………… (80)
10．补钙祛病的卷心菜 …………………………………… (85)
11．香菇有降糖祛脂双重功效 …………………………… (88)
12．芹菜有降糖、降压两种作用 ………………………… (94)
13．为什么常吃冬瓜好 …………………………………… (98)
14．丝瓜有何功用 ……………………………………… (103)
15．海带的贡献 ………………………………………… (108)
16．萝卜赞 ……………………………………………… (113)
17．花生颂 ……………………………………………… (118)
18．芦笋能降糖吗 ……………………………………… (123)
19．糖尿病人食胡萝卜好不好 ………………………… (129)
20．糖尿病人为何应常吃茄子 ………………………… (133)
21．食黄瓜对糖尿病有何益处 ………………………… (137)
22．马齿苋有何药用价值 ……………………………… (143)
23．亦粮亦蔬的山药 …………………………………… (147)
24．牛蒡根能治糖尿病吗 ……………………………… (152)

上　篇

糖尿病知多少

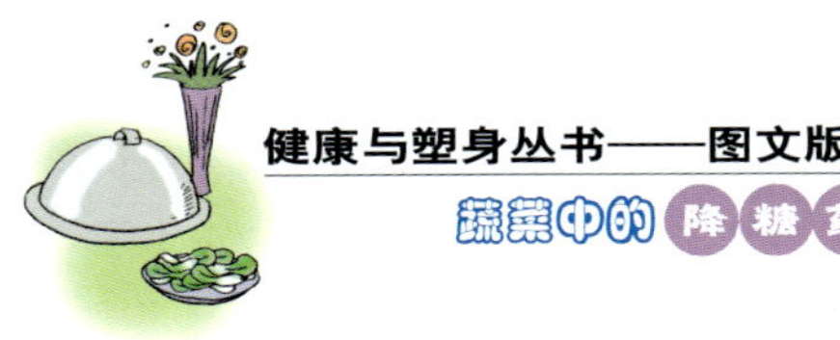

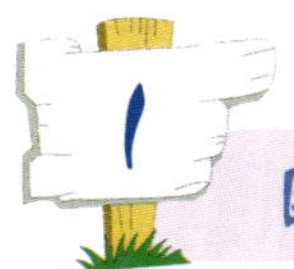

1 国内外糖尿病发病率有何特点

据世界卫生组织估计，现今世界上糖尿病患者至少有1.3亿人，而且其患病率还在日益增高，糖尿病所致的死亡人数，仅次于心血管病和肿瘤而居第三位。预计到2025年，这一数字将上升到3亿。其中，亚洲国家伴随着工业化的日益发展，加上传统的发病率，糖尿病将呈直线上升并有年轻化的趋势。

据统计，西方发达国家的糖尿病发病率处于2%～5%之间。美国为5%，15岁以下患病率为1∶2 500，占糖尿病总数的4%；40岁以上人群发病率约为5%～10%。在日本的发病率为3%～4%左右，印度是摄糖类较多的国家，平均每人每年消费

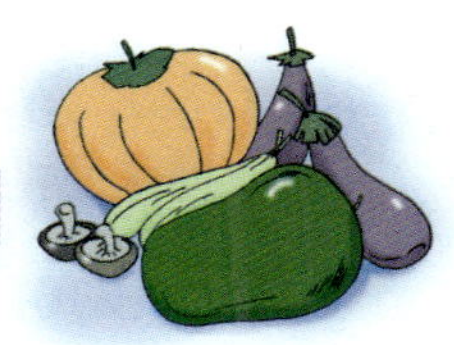

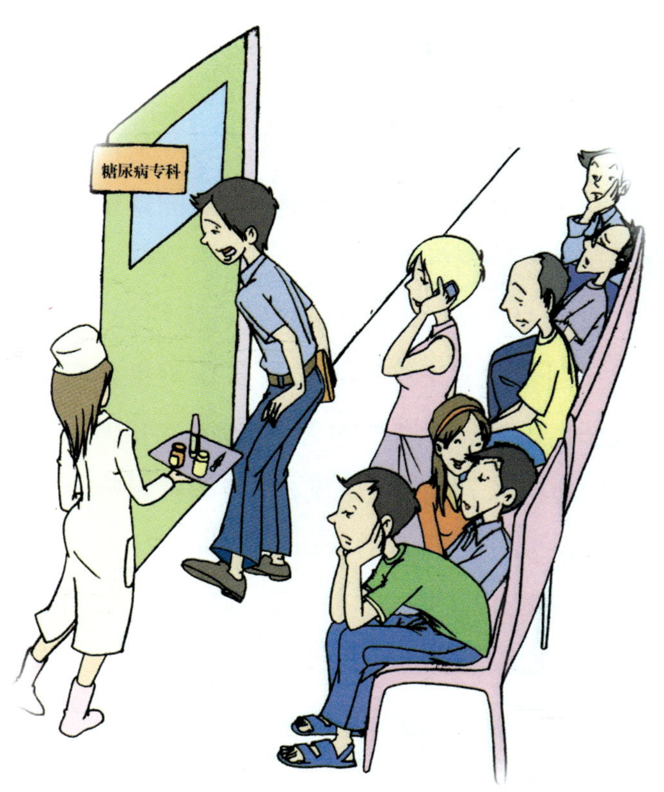

糖尿病是一种常见病和多发病，一般多发生在40岁以后的成年人中，在儿童中有万分之一的发病率。该病患者没有年龄、性别差异。

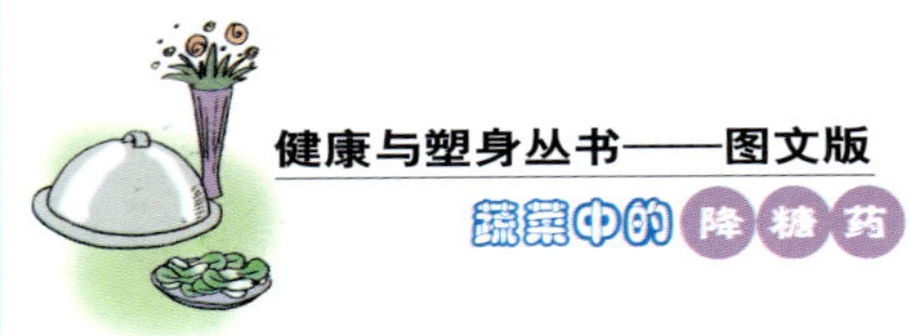

糖约为40.5千克，糖尿病发病率为2%～4%，而南非和印度居民为前者的7倍多，菲律宾则高达9.7%。更骇人听闻的是南太平洋的人口小国瑙鲁，几乎两人之间就有一个人患有此病，是世界上糖尿病发病率最高的国家。此外，在欧洲糖尿病患者中，女性多于男性。

我国1981年调查糖尿病发病率约为0.67%，1990年调查发病率约为1%。根据1997年公布的调查结果，其发病率增加约为2%左右。我国虽属于低患病率国家，但由上可见，我国的糖尿病发病率已有了持续、明显的增加。

我国糖尿病发病率以辽宁、北京、宁夏、甘肃、云南、福建较高；而山西、新疆、贵州较低。发病率最高的是辽宁、云南，与最低的新疆、贵州之间可相差10倍。由于生活条件的不同，膳食、医疗、环境等的不同，城市糖尿病发病率远高于农村，前者约为后者的1～4倍。在广西的调查还发现，产糖区糖尿病患者高于非产糖区的有2倍。

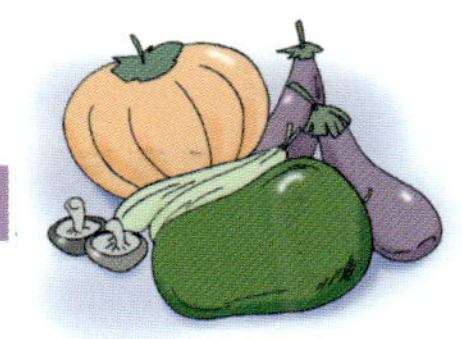

由上可见，在短短的几年时间里，我国的糖尿病患者就增加了1倍。全国调查还发现，我国糖尿病患者人数在世界上位居第二位（仅次于美国）。此外，该病还与年龄有关系，发病率随年龄增长而升高，大约40岁以后，糖尿病以每增长10岁，发病率就增加1%的比例增长，患者高峰年龄在50～70岁之间。因此，加强糖尿病的防治已是一个迫不及待的问题。

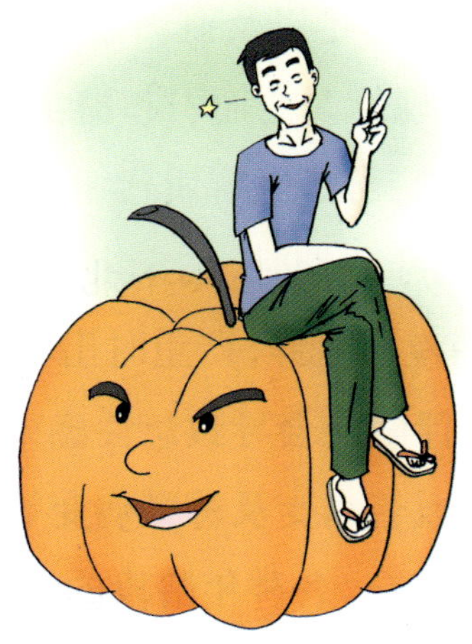

糖尿病患者的长寿饮食——含食物纤维多的食品，如芹菜、甘薯、南瓜……

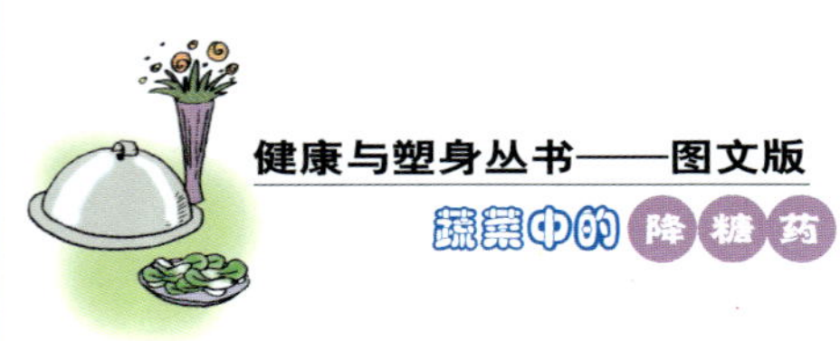

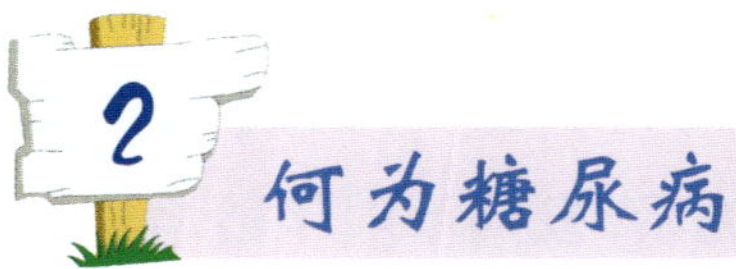

2 何为糖尿病

糖尿病是一种常见的内分泌代谢病（胰岛素分泌绝对或相对不足以及血糖素不适当地分泌过多）。其基本生理的改变而引起糖、脂肪、蛋白质和继发的维生素、水、电解质代谢的紊乱。早期无症状，若发展到症状期时，临床表现为多尿、多饮、多食、疲乏、消瘦等症群，严重时出现酮症酸中毒。常见并发症及伴随症会导致急性感染、肺结核、肾和视网膜等微血管病变及神经病变等。

就糖尿病而言，各种年龄段的人都可得病，患者半数以上在40～60岁之间，15岁以下者少见。据初步估计，国内该病的发病率约占人口的1%以

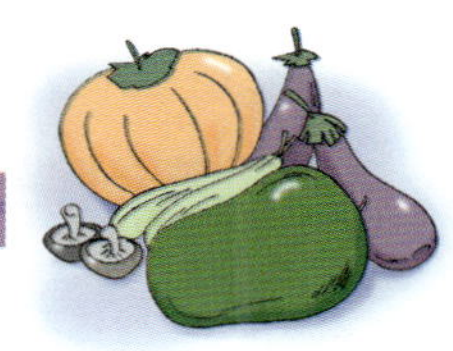

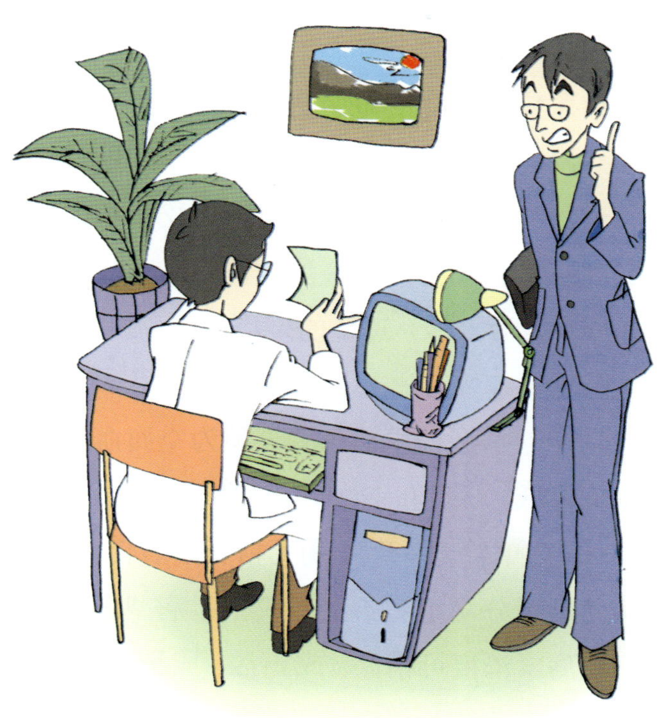

糖尿病简单地说，是由于胰岛素分泌不足而得病的，糖尿病患者有 85% 以上发病前都是肥胖者。

下，较国外的发病率1%～5%为低。国内住院人中，该病患者统计结果为男略多于女，国外统计结果则相反。

糖尿病有原发性和继发性两类。其中，原发性糖尿病占大多数，但病因尚未查明。继发性占极少数，大都继发于造成胰岛素组织广泛损害的疾病（如胰腺炎），或继发于分泌拮抗胰岛素作用的激素（如生长激素等）过多的疾病，如肢端肥大症、皮质醇增多症等。

幼年起病型糖尿病患者表现为空腹血浆胰岛素浓度很低，一般在4微单位/毫升以下（正常值为5～24微单位/毫升），葡萄糖刺激后仍然很低，说明胰岛素分泌绝对不足。成年起病型患者空腹血浆胰岛素浓度可稍低、或正常、或稍高于正常，对于葡萄糖刺激，消瘦或正常体重患者血浆胰岛素浓度升高迟缓，2小时后高于正常，但仍低于相似体形的无糖尿病患者，凡此均提示胰岛素分泌相对不足。

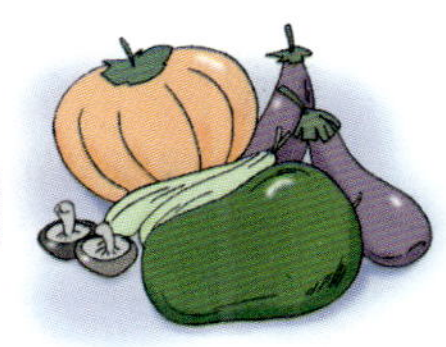

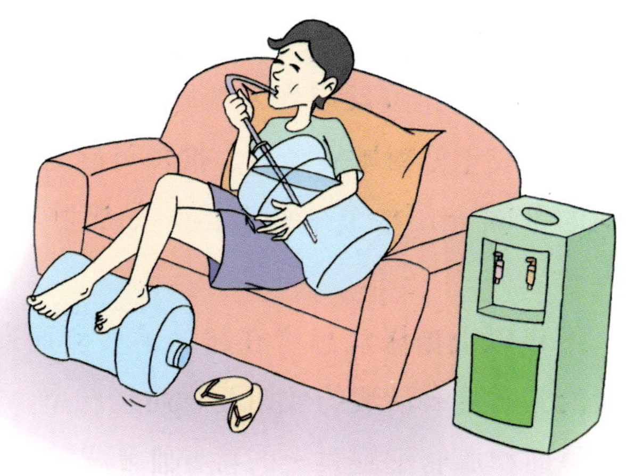

糖尿病的主要症状是，口易干渴，多喝多饮；饭量增加，但人却日益消瘦。

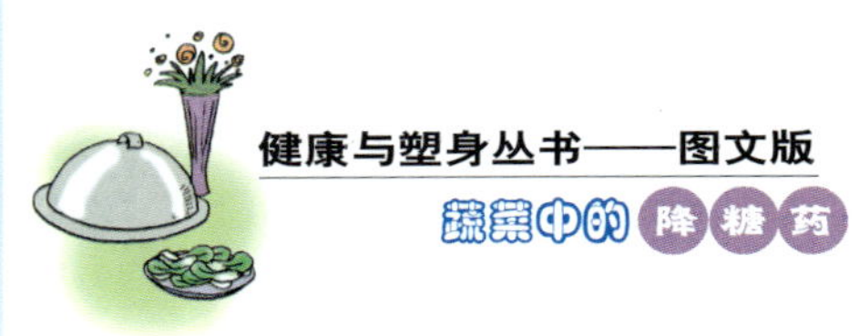

对胰岛素β细胞功能减低的病因尚未完全了解，可能是由多源性的。但糖尿病有遗传倾向已比较肯定，而遗传的方式可能是由多基因遗传缺陷造成的。此外，病毒感染可能直接或间接（通过诱发自身免疫反应）损伤胰岛组织。以上发现支持病毒感染和自身免疫反应作为糖尿病的发病因素。对于大多成年型糖尿病患者，推测可能是在遗传缺陷的基础上，加上某些诱因，如肥胖等而导致发病。

中年以上糖尿病患者在起病前多食而发胖，肥大的脂肪具有活泼的代谢及物质运转率，但因每单位面积脂肪细胞膜上的特异性胰岛素受体相对减少，因而对胰岛素敏感度降低，需要量增加，可能导致β细胞功能减退或衰竭而发病。糖尿病多见于已婚妇女，其发病率随分娩的次数而增加。但妊娠诱发糖尿病的原理尚未肯定，可能与胎盘分泌的生长泌乳腺素、雌激素等和妊娠垂体生理肥大和功能亢进等因素有关。

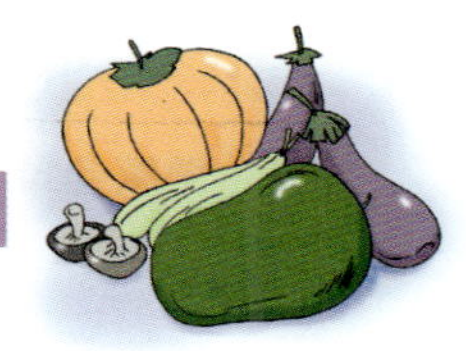

3 什么是血糖，其正常值是多少

血糖，顾名思义，即血液中葡萄糖的含量。血糖是人体能量供应的主要来源，治疗糖尿病最好的方法是控制自己的血糖水平。

血液中的葡萄糖是食物中的主要成分，在血液中含有一定量的葡萄糖是正常的，这些葡萄糖携带从食物中转化的能量，运送到身体的各个细胞，在胰岛素作用下将能量释放出来。如果对机体葡萄糖的利用发生了障碍，葡萄糖不能有效地进入细胞，它的含量超过正常标准则意味着可能患上糖尿病。

人的生命活动需要足够的能量作基础，正常

的生理情况下，人体所需能量的70%是由血糖提供的。血糖来源和去路动态平衡的维持，保证了血糖水平的相对恒定。无论是大人还是孩子，正常人每日的血糖变化是相对恒定的：空腹时每100毫升血浆中的血糖浓度为3.6～6.1毫摩尔／升（65～110毫克／分升）；进餐后，随着食物中的葡萄糖

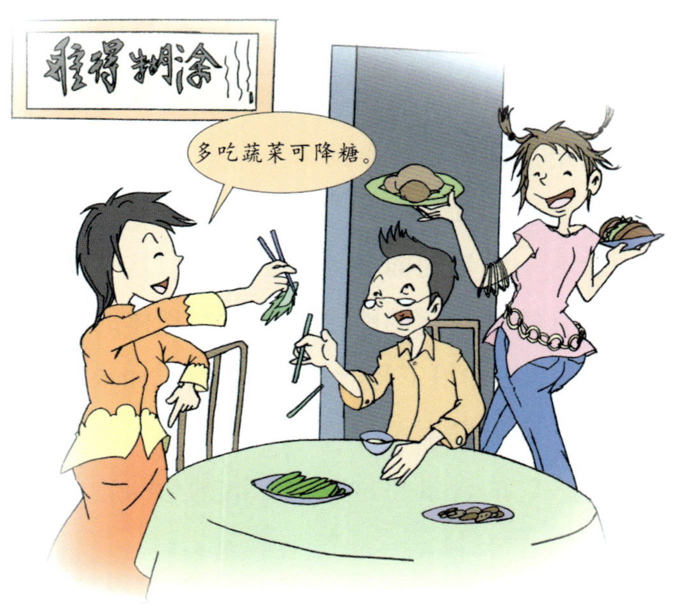

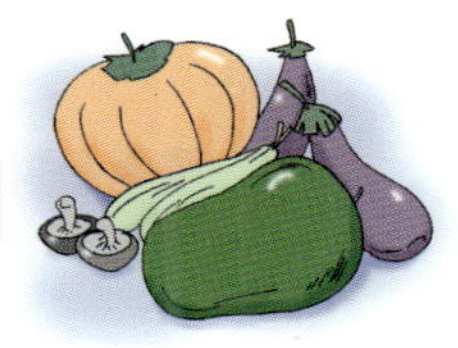

要糖原时，胰岛素分泌减少，让糖原重新回到血液里为身体提供能量。相反，胰岛素的分泌增加，把过多的糖分赶进肝脏、肌肉等“糖库”里贮存起来。胰岛素能增强糖原合成醇，还能促进糖原的合成。同时，又能增强糖氧化供能和糖转变成脂肪的过程。胰岛素还能抑制肝脏的葡萄糖—磷酸酶，使肝脏释放入血的葡萄糖减少，并且抑制肝糖原的异生。

(2) 对脂肪代谢的调节

胰岛素可帮助脂肪的合成，把一部分多余的糖分赶入脂肪组织里，并将这些糖分转化成脂肪贮藏起来。同时，胰岛素也不让脂肪组织里的脂肪随便分解成葡萄糖，因而血中的脂肪减少，进入肝脏进行β-氧化的脂肪酸也减少，于是酮体生成亦减少。糖尿病人因糖分解利用受阻，脂肪分解增加，大量脂肪酸在肝内氧化，以致生成大量酮体，引起酮症酸中毒。大量的脂肪酸氧化，又能产生大量乙酰辅酸A，为胆固醇提供了充足的原料，而胰

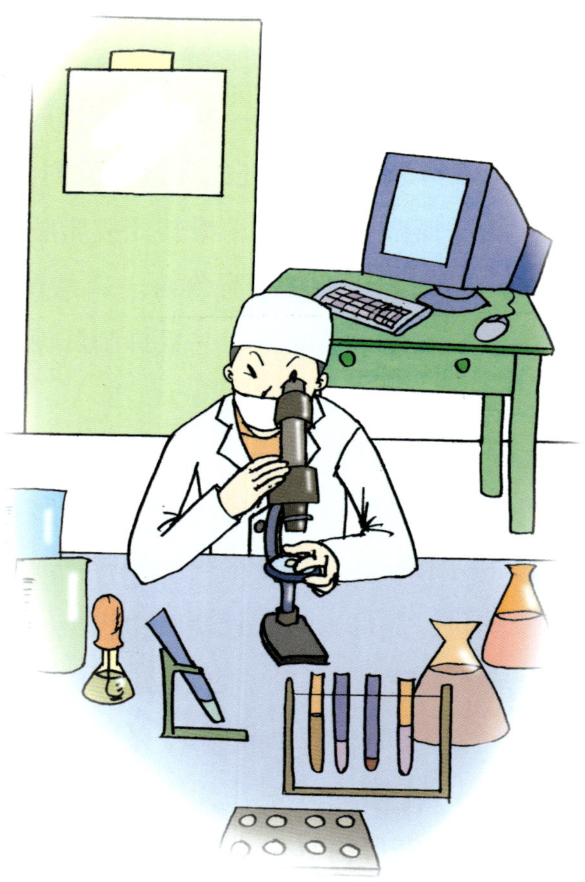

在糖尿病患者的药物疗法中主要有注射胰岛素和口服降糖药两种方法。

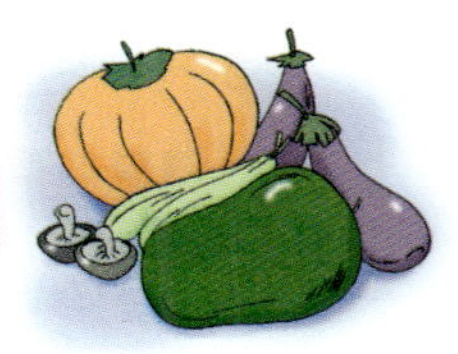

岛素分泌不足，肝脏利用胆固醇的能力下降，因此，高血糖病人常伴有高胆固醇血症，易发生动脉硬化。

(3) 对蛋白质代谢的调节

胰岛素能帮助蛋白质的合成。它促进食物中的氨基酸进入组织细胞内合成蛋白质，抑制蛋白质分解，从而有利于细胞的生成与组织的修复。因此，胰岛素又被称为同化激素，几乎全身各组织都必须有胰岛素才能合成蛋白质，一旦缺乏了胰岛素，生长激素也不能发挥作用。

此外，胰岛素还能促进钾进入细胞，使血钾含量降低。

胰岛素既能加强葡萄糖氧化功能，又能增强糖原、脂肪和蛋白质的合成。再者，它与其他的蛋白质一样具有抗原性，这些都有利于组织细胞的再生与修复。所以，临床常将胰岛素、葡萄糖作为能量合剂的主要成分，用于治疗某些组织细胞损伤或糖剂利用障碍的疾病。

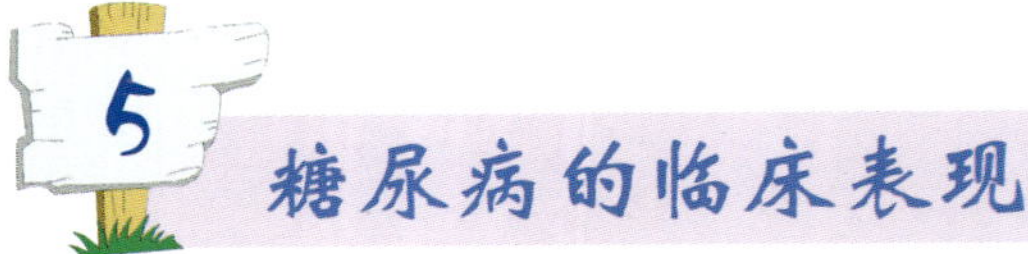

5 糖尿病的临床表现

糖尿病临床表现的典型症状大致可归纳为“三多一少”，具体指多尿、多饮、多食及体重减轻。

由于糖尿，尿渗透压增高而致肾小管水重吸收减少，尿量增多。因患者多尿，葡萄糖不能充分利用，故患者常有多尿，常有饥饿感，食欲亢进，进食增加，因此，早期轻症患者多数肥胖。但由于糖尿代谢失常，高能磷酸形成减少，脂肪蛋白质分解脂肪代谢亢进等因素，故严重患者体重反而逐渐减轻，并常伴有软弱、乏力等症状。幼年青年型和严重患者可有明显消瘦和营养不良，儿童患者常影响发育。皮肤瘙痒，尤其是女性外阴瘙痒，是

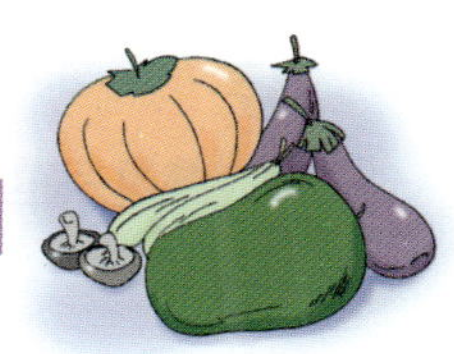

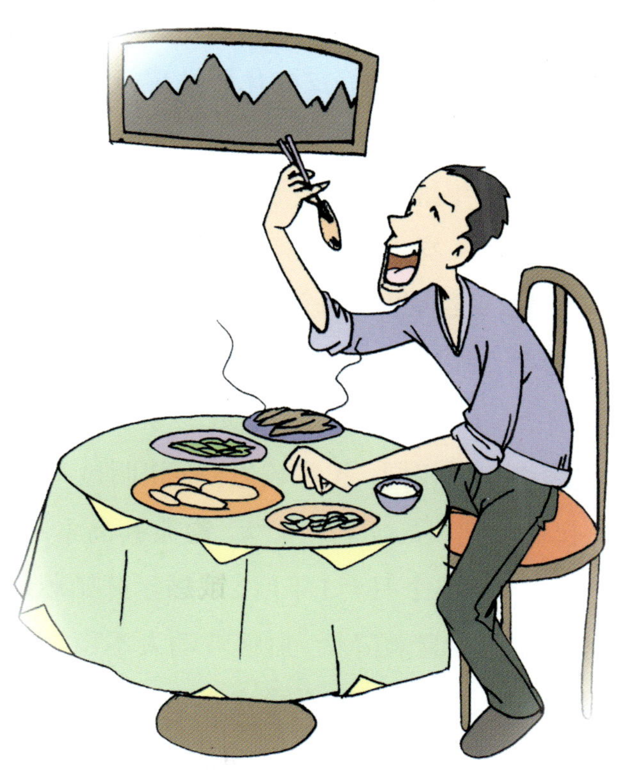

患糖尿病早期症状：①总感到口渴喜好饮水；②饭量增多，但仍然消瘦；③视力突然减弱；④容易劳累，没有耐力；⑤皮肤病不易治好。

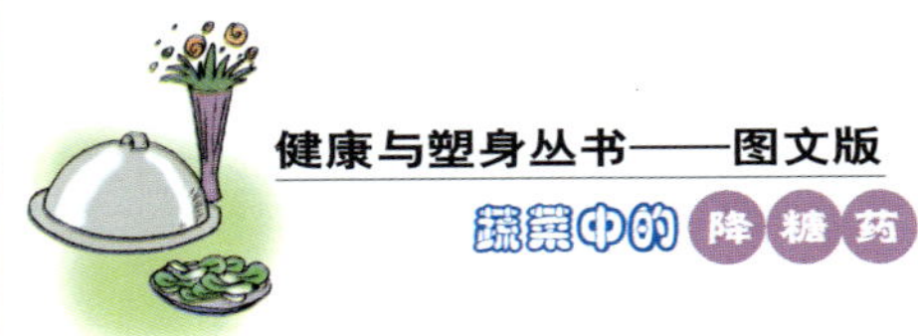

常见症状之一，并可能是起病的症状。糖尿病的其他临床表现大多数系并发症或伴随症所致。如酮症酸中毒，感染疖、痈等皮肤化脓性感染，有时引起败血病、血管病变、神经病变等。

根据起病年龄，临床类型可分为：幼年型，发病年龄为0～14岁；青年型，发病年龄为15～24岁；成年型，发病年龄为25～64岁；老年型，发病年龄为65岁以上。糖尿病高峰期在65～70岁。

幼年或青年型糖尿病大多数有家族遗传史，男女发病率大致相同。起病较急，症状明显，消瘦较多。起病早期胰岛素增生肥大，血浆胰岛素水平相应偏高，但约3个月至1年后，胰岛素开始萎缩，血浆胰岛素水平显著降低，血糖波动大不稳定，易出现低血糖反应（又称不稳定型或脆弱性糖尿病）。成年及老年型占糖尿病的大多数，女性较男性发病率高。早期大多肥胖，且起病缓慢，症状较轻，但心血管病变常较严重，有时可能成为前驱症状。发生酮症较少，对胰岛素较不敏感，血糖波动

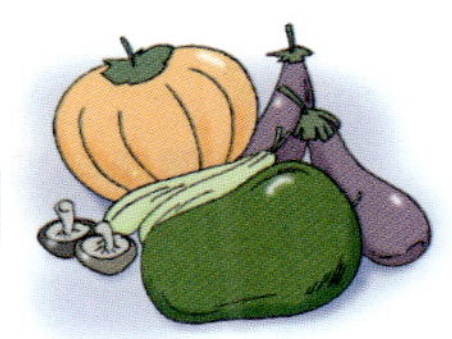

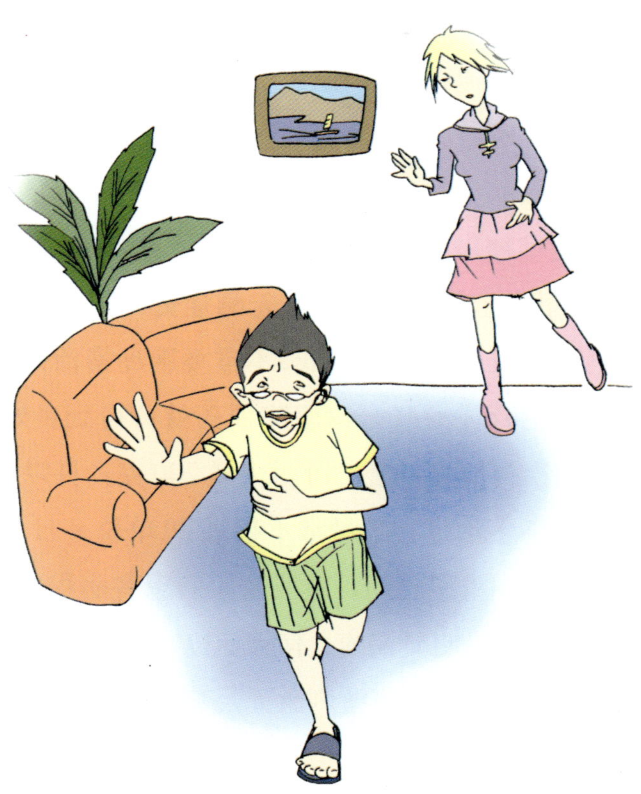

糖尿病患者的症状之一，表现为腿脚麻木、抽筋及神经痛。

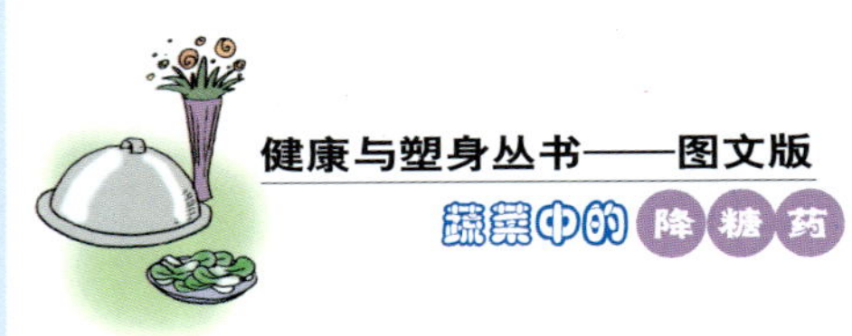

小，很少出现低血糖反应（又称稳定型糖尿病）。空腹静脉血浆胰岛素水平正常，肥胖者可稍偏高，对葡萄糖反应迟钝，单独使用饮食疗法或配合口服降糖药可对糖尿病起到抑制作用。

若按病情严重可分为轻、重、中三型。

轻型糖尿病患者体型多肥胖，中年或老年起病，症状轻且不引起注意，无酮症史，血浆胰岛素水平正常或偏高或稍偏低。不需要胰岛素治疗，单独饮食治疗或酰联合口服降糖药就可得到良好的控制。饮食治疗，糖类可耐用量200克／日以上；若用胰岛素治疗，其量常不超过20单位／日。中型介于轻、重型之间。重型糖尿病患者病程已久，症状较明显，明显消瘦，有酮症史，血浆胰岛素水平明显低下，对葡萄糖刺激无反应。宜应用胰岛素治疗，每日剂量常大于50单位。

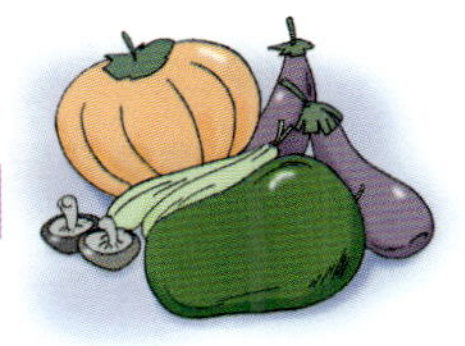

6 微量元素与糖尿病有何关系

微量元素主要是指铬、锌、硒等，它们与糖尿病发病有密切的关系，而这些微量元素皆可从日常饮食中补充和供给。因此，微量元素的不足可以通过食物疗法得到纠正。大量临床和实验研究资料表明，糖尿病人血清铜、铬、锂、锌、镉、磷、镁等明显异常于正常人。此外，临床实验表明，适当地补充铬、锂、锌等微量元素，降低血铜含量，对纠正患者的糖及脂肪代谢是非常有益的。

铬，一种具有多种原子价的金属元素。

人体内的铬几乎全是以Cr^{3+}形式存在，是人体的微量元素，亦是生物体内最稳定的一种形式。

它与烟酸、多种氨基酸一起组合成葡萄糖耐量因子（GTF）存在于食物当中，是其中必不可少的活性成分，对糖脂代谢具有非常重要的作用。

（1）有机铬特别是GTF可恢复外周围对胰岛素的敏感性，在改善糖耐量及降低血糖的同时，内源性胰岛素分泌或外源性胰岛素用量就会减少，从而可有效缓解高胰岛素血症，延缓糖尿病各种慢性并发症的发生和发展。

（2）具有降低脂肪及预防动脉硬化等疾病的作用。

（3）促进蛋白质代谢及生长发育。

钒，亦为人体必需的微量元素之一。

钒的主要来源是从食物中摄取的，但钒在食物中的含量不一，这直接影响人体对钒的吸收量。通常认为，每人每天应摄取的钒量是3微克／天。钒对降糖具有明显的作用，可抑制体内蛋白质和脂肪的分解，并可促进其合成，对糖尿病患者有促进代谢和降低血脂的作用，并可抑制胆固醇的合

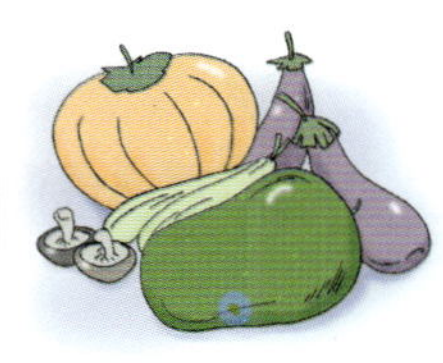

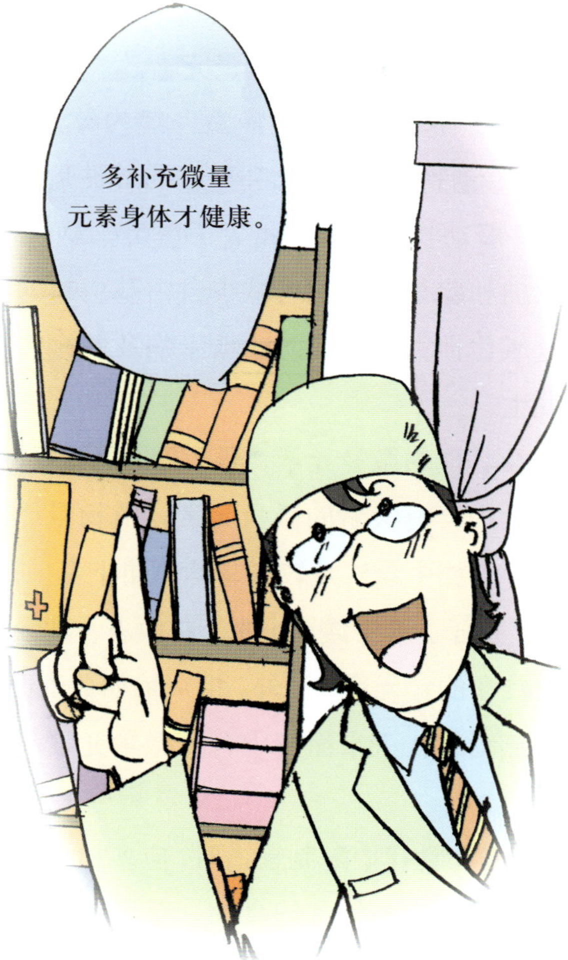

多补充微量
元素身体才健康。

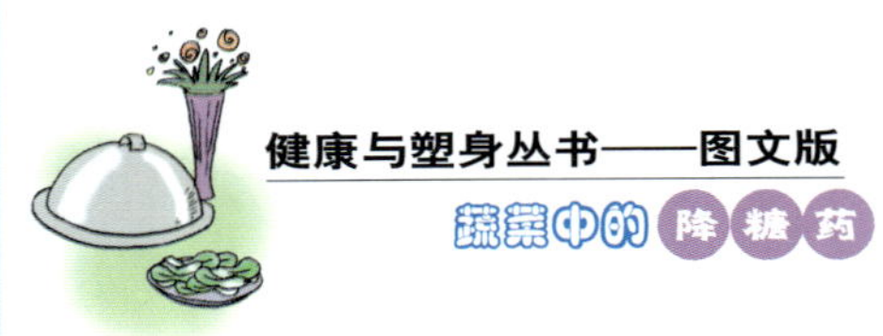

成，降低血胆固醇的含量。

硒，一种人体必需的微量元素。

我国推荐的成人硒供应量一般为每天50微克，海味、动物肾、肝、肉和整粒的谷类是良好的来源。一般动物内脏含硒量大于鱼类，大于肉类，大于谷类和蔬菜。补硒可减少自由基引起的组织细胞过氧化损害，从而防止糖尿病及其慢性并发症的发生。

锌及其他的微量元素。

饮食中含有大量的微量元素，植物粗纤维食物如各种麦糠中含锌量较多，其他如小麦、扁豆、大白菜、茄子、萝卜缨、小米、白萝卜、高粱面等亦含有较多的锌元素。另外，粗杂粮如莜麦面、荞麦面、燕麦片、玉米面等中含有微量元素和食用纤维。

因此，在食疗中配制食谱时，应多加注意补充和增加含微量元素较多的食物，以预防糖尿病的发生。

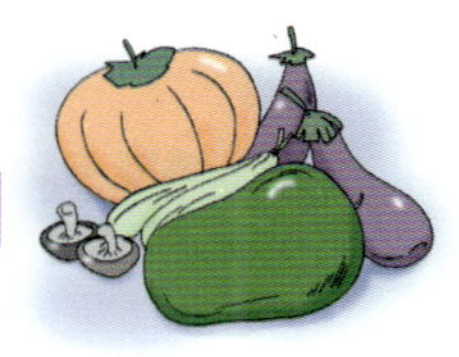

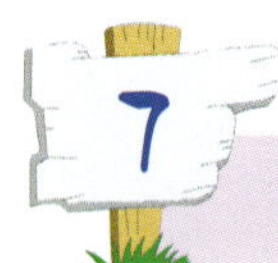

糖尿病与高血脂有什么关系

近年来，国内外许多学者在研究糖尿病与血脂关系的代谢时发现，大部分糖尿病病人伴有继发性高脂血症，表现为血清中总胆固醇低密度，脂蛋白胆固醇和载脂蛋白β（APOB）水平较高，而高密度蛋白胆固醇和载脂蛋白A—I（APOB—B）水平较低，因此，动脉粥样硬化的发生率较高。

一般来说，I型糖尿病（胰岛素依赖型）的血液中最早出现为乳糜微粒和极低密度脂蛋白的代谢紊乱。这类病人经胰岛素治疗后病情会有好转。II型糖尿病（非胰岛素依赖型）发生脂蛋白代谢异常者更变为常见，可能与本型病人常合并肥胖，饮

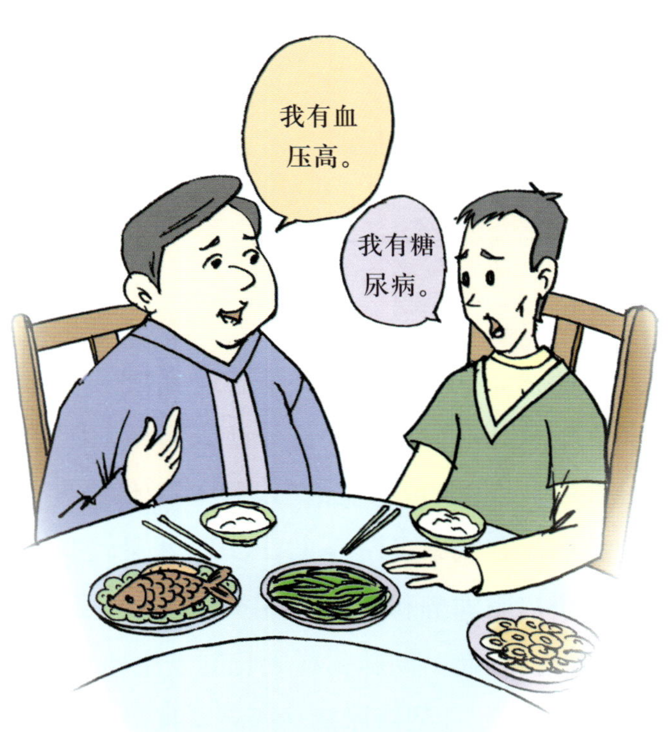

糖尿病还被人们称为“富贵病”。这种情况的出现说明，一般以脂肪为中心的热量摄取过多是糖尿病形成原因之一。

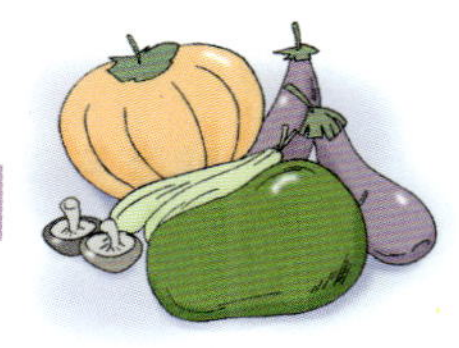

食中富含高饱和脂肪酸和高胆固醇，与缺少运动、吸烟、饮酒等有关。这类病人出现的症状并不典型，往往在发现冠心病、脑血管意外或高脂血症时才能就诊，作血糖检查时方被发现，这在老年人中最为常见。在控制血糖和限制糖类摄入后，脂蛋白异常，会得到一定程度的改善。

有人发现，控制不住的非胰岛素依赖型糖尿病病人，由于长期处于高血糖状态，各类血浆脂蛋白可发生不同程度的糖化。但当血糖控制后，就可缓解血浆、脂蛋白的糖化。鉴于非胰岛素依赖型糖尿病病人发生冠心病的危险性较高，而其中血脂异常起着更重要的作用。因此，应引起高度重视。

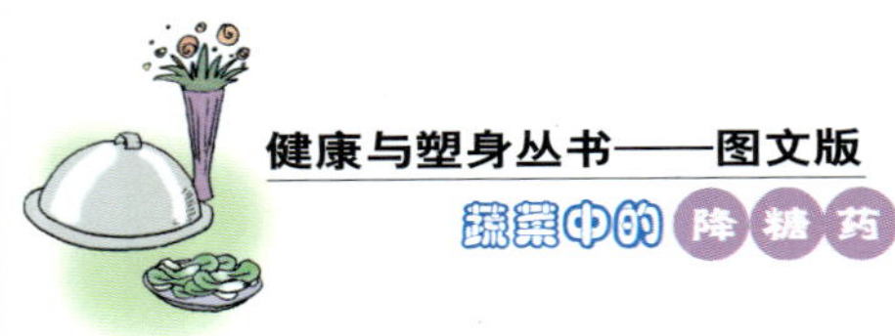

8 糖尿病的食疗原则

对于糖尿病患者来说“饮食”控制是第一重要的，并且也是各类型糖尿病治疗的最基础手段，它不但关系着糖尿病治疗效果的好坏，还和患者的愈后有着密切的关系。

不论病情的轻重，也不论是否应用药物治疗。首先都须合理地控制饮食。当前，中外医学专家均认为，提高碳水化合物摄取量，降低脂肪比例的饮食，对改善血糖具有较好的效果。所谓“高碳水化合物”系指提高多糖含量，但并非随意食用单糖或双糖类食物。糖尿病主要的食疗原则是：

（1）食物，摄取所需的最低热量。在适宜的总

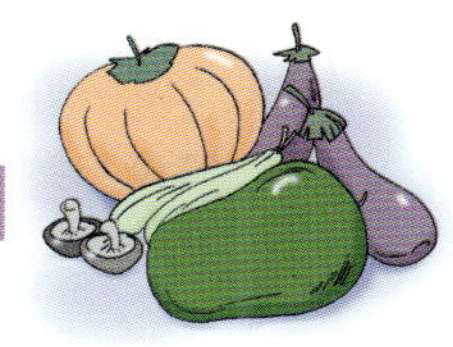

热量范围要调节好糖（碳水化合物）、蛋白质、脂肪三大类营养素以及维生素和无机盐的平衡。糖尿病患者每日饮食中的三大营养素所占全日总热量的比例为：蛋白质15%，脂肪20%～25%，碳水化合物60%～70%。

(2) 只要掌握好规定的热量，糖尿病患者便可吃与健康人同样的食品，没必要过分限制糖类，但应注意避免偏食，不宜专吃营养高的食品。饮食疗法，原则上是保持健康时所必需的饮食内容和质量，另外，肥胖者应保持标准体重。

(3) 为了正确执行饮食治疗，患者在食品上应注意多吃低糖、低脂肪、高蛋白、高纤维的食物，保证足够的水分，少吃盐，减少胆固醇和饱和脂肪酸的摄入。

(4) 糖尿病患者除基础饮食所需的热量外，还应考虑工种和劳动量对热量的需要。一般来说，全天需要的总热量是以标准体重为依据来决定的。糖尿病患者全天所需要的总热量应当根据医生对

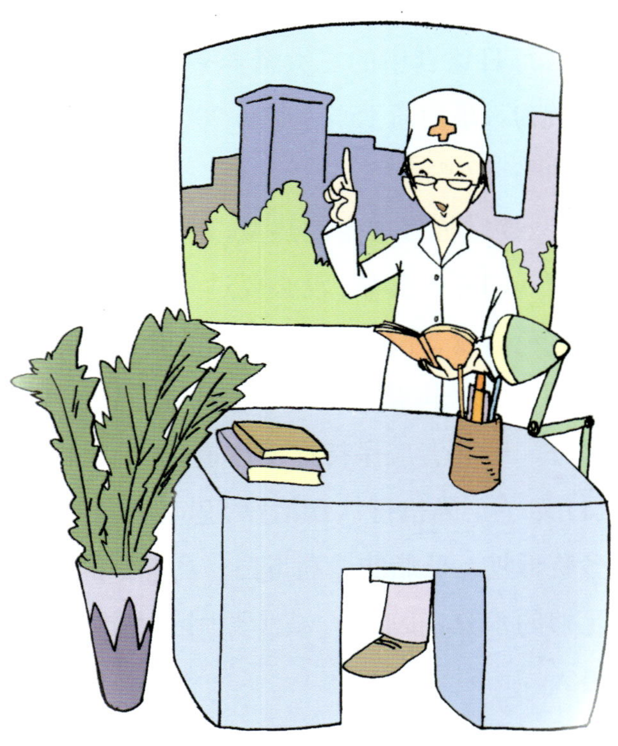

保持乐观情绪，了解糖尿病的基本知识，采用饮食疗法对中老年患者尤其重要，即采用低糖、低脂、高蛋白和高纤维的食物。

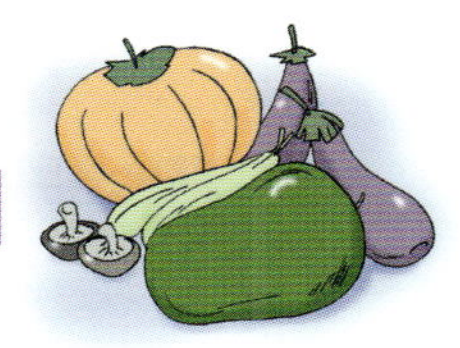

其诊断结果而定。

当然，根据病情不同，还应适应不同的治疗方法。对于Ⅱ型的糖尿病患者，尤其是体型肥胖者，一经明确诊断，就马上控制饮食，当饮食治疗不能控制病情时再使用药物治疗。病情轻的糖尿病患者，一般只需坚持饮食治疗，就可使症状逐渐消失。对中、重型患者来说，只要根据需要控制及调节饮食，在此基础上调整胰岛素或口服降糖药药物用量，亦可使病情逐渐稳定。

治疗糖尿病的最佳食疗方法是，食用自然未经人工精加工的食品，如粗米、谷类等；肉类选用鱼、去掉皮和油的鸡肉较为适合。另外，还应多食一些含大量纤维的蔬菜，如西红柿、黄瓜、豆芽、芹菜、南瓜、苦瓜、胡萝卜、大白菜等。水果，如梨、菠萝等，对糖尿病患者也有帮助。

若只图一时痛快，大吃大喝，不注意控制只会导致病情的恶化。因此，每个糖尿病患者都应把饮食治疗作为与疾病作斗争的主要手段而认真掌握，须终生坚持。

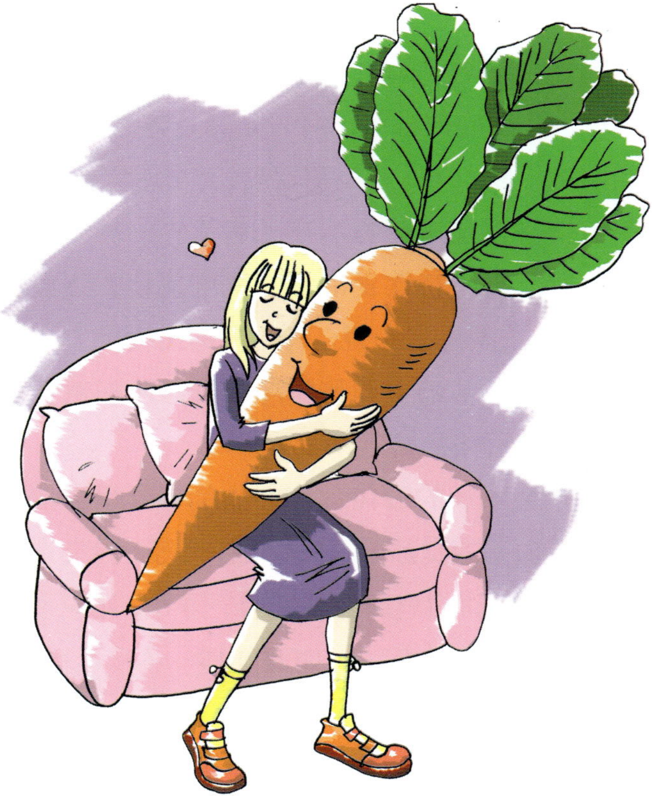

胡萝卜被称为“小人参”，是由于人们已发现的20多种维生素在胡萝卜中竟占了50%以上。其中以胡萝卜素含量最高；其次胡萝卜中含有丰富的单糖；再有，胡萝卜中富含赖氨酸和果胶。

下　篇

多吃蔬菜可降血糖

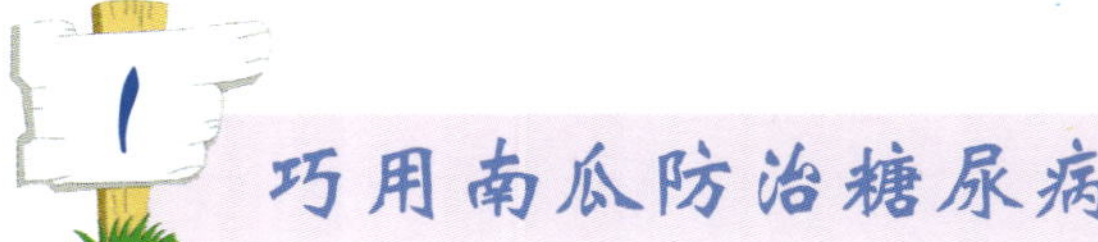

1 巧用南瓜防治糖尿病

提起南瓜，人们大多只知它是一种可食的大型菜瓜，其实南瓜的形式多样，大小不一，如堪称世界第一的南瓜重达204.5千克，需二人才能合抱，这可谓“南瓜之最”了。而小型的桃南瓜，却小如蜜桃，这又可称“世界之微”了。

南瓜异名倭瓜、北瓜、番瓜，原产亚洲南部，因传入我国较早，又称中国南瓜。南瓜品种较多，各地区名称有异，功用却相似。

营养学家发现，每100克南瓜肉质含淀粉10.2克、铁1.1毫克、钙39毫克、胡萝卜素0.42毫克，嫩瓜中含维生素C及葡萄糖较多，并含有胡萝卜

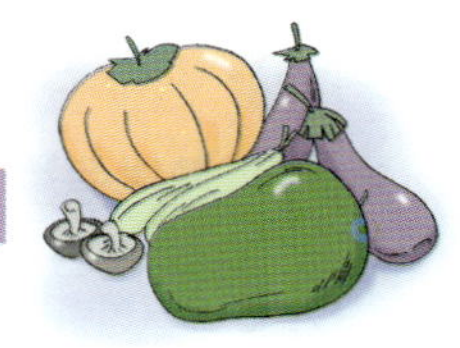

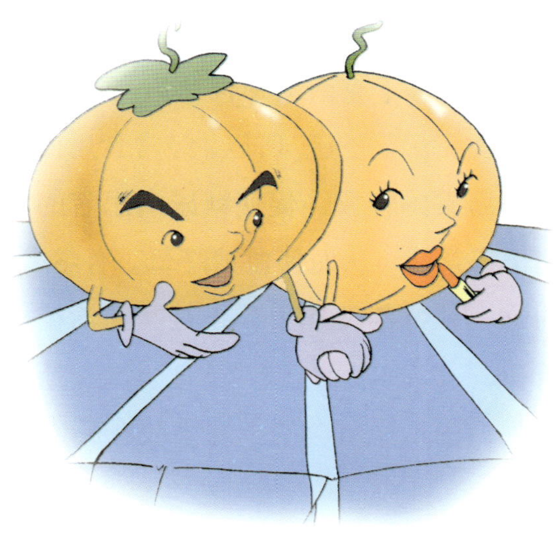

巴碱、腺嘌呤、精氨酸、多缩戊糖芽。此外，南瓜还含有大量的果胶和丰富的微量元素，如钙、磷、钾、镁、锌、钴等。这些都是人体所必需的营养素及有效成分，而且有良好的防治糖尿病的功效。

现代医学认为，常食南瓜有治疗糖尿病，降血脂、减肥的特殊功能。

基础医学研究证明，人体微量元素——钴缺乏是糖尿病发病的原因之一，因为钴是胰岛素细

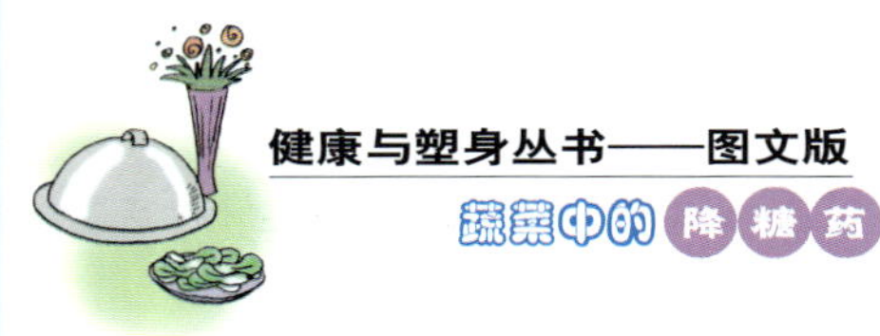

胞维持正常功能所必需的微量元素。而南瓜中含有丰富的钴，每千克南瓜中含钴量高达126毫克，居各类粮食、蔬菜之冠。所以，经常食用南瓜能增加体内胰岛素的释放，促使糖尿病患者的胰岛素分泌趋于正常化，从而使血糖降低。有学者认为，南瓜的这一独特药理作用，正是其防治糖尿病的关键所在。

此外，南瓜中所含的丰富果胶在肠道内可形

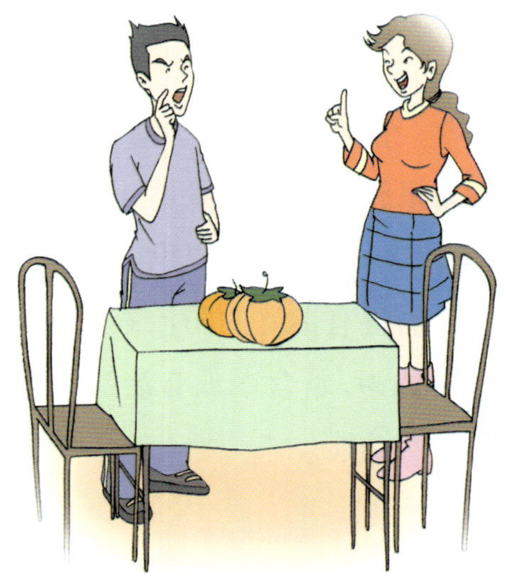

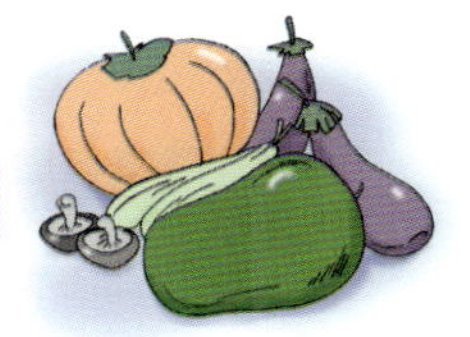

成一种凝胶状物质，延缓了肠道对糖及脂质的吸收，从而控制餐后血糖的升高，果胶还有极好的吸附性，当与淀粉类食物混食时，能提高胃内容物的黏度，减慢对糖类物质的吸收，并且推迟胃内食物排空，从而降低血糖。据报道，日本北海道张村的村民，一年四季都爱用南瓜煮饭做菜，几乎没有糖尿病患者。经研究发现，南瓜可能有促进胰岛素分泌的功能。南瓜不但对糖尿病有防治作用，还对肝炎、肝硬化、肾脏病变、前列腺癌有治疗和防御作用。

祖国医学认为，南瓜性平，味甘、无毒。有补脾利尿，解毒杀虫的功效。据《本草纲目》记载："南瓜甘温、无毒，补中益气"。《滇南本草》："横行经络，利小便"。《中国药植图鉴》称："煮熟用纸敷贴干性肋膜炎、肋间神经通患处，有消炎止痛作用"。故，凡久病气虚，脾胃虚弱，症见气短倦急，食少腹胀，水肿尿少者宜食。南瓜生食有驱虫的作用；生南瓜捣敷，治火伤及烫火伤；生瓜捣汁频服，可解鸦片毒。

南瓜子，炒黄研细口服，可治绦虫、蛔虫；与砂糖汤调服，可治百日咳。南瓜叶，煎汤治痢疾；晒干研细外敷，可治刀伤。南瓜蒂，焙末外敷，治痈疡、疔疮及烫伤。南瓜瓤，外敷治外伤及烫伤。

南瓜味甜，可煮可炒，还可做馅。碾制成粉，可做糕饼、面条。老南瓜切块蒸熟食用亦风味殊美。

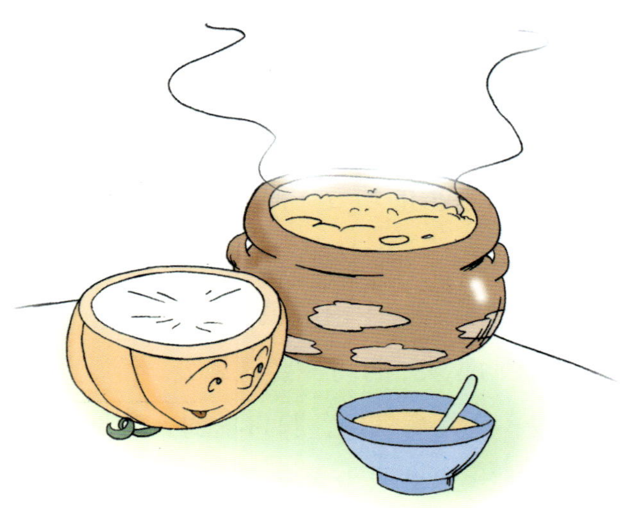

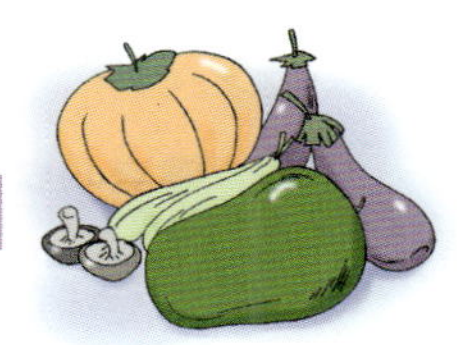

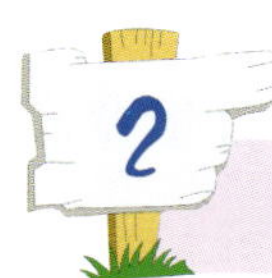

佳蔬圣药——空心菜

也许你会不信,空心菜不但是佳蔬,也是良药。

空心菜又名蕹菜、藤藤菜、翁菜,为旋花科草本植物。它问世已有3 500多年,然而迄今为止,它不但未能跻身筵席,不少家庭厨房也常常将它拒之门外。殊不知,它的营养成分和口感高于不少蔬菜。

据测定,每100克空心菜嫩叶中,含蛋白质3.2克、脂肪0.6克、钙188毫克、磷49毫克、铁4.1毫克、胡萝卜素5毫克、维生素C15毫克、维生素$B_2$0.24毫克、烟酸1毫克,这些都是人体必需的营养物质。它的营养素含量之高,成分之全面,是任

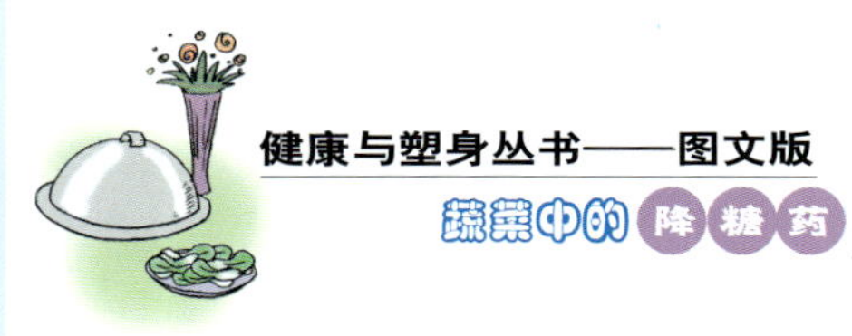

何蔬菜望尘莫及的。就拿民间常流传的“一只番茄抵只鸡”的番茄来说，空心菜所含的维生素及钙、磷、铁均远远高于番茄。其中，有的元素含量竟高于它数十倍。

值得一提的是，空心菜的医疗价值也不容忽视。《中药大辞典》称：“蕹菜中含胰岛素样成分，可用于糖尿病的治疗”。

现代医学认为，胰岛素是一种分子量较小的蛋白质，胰岛素对物质代谢的作用非常广泛，其功效是防治机体代谢异常。糖尿病人血糖高，出现代谢异常现象，这与胰岛素分泌不足有关。空心菜含有胰岛素这样的成分，人食后，可以直接被机体吸收，这无疑对糖尿病人是一个福音。

此外，空心菜中的粗纤维特别丰富，而其中的果胶可使体内有毒物质加速排泄，纤维素中的木质素可提高巨噬细胞活力2～3倍，这被认为空心菜具有抗癌的功能；纤维素还有降低血中胆固醇的作用，故有预防动脉硬化之功；纤维素还有预防

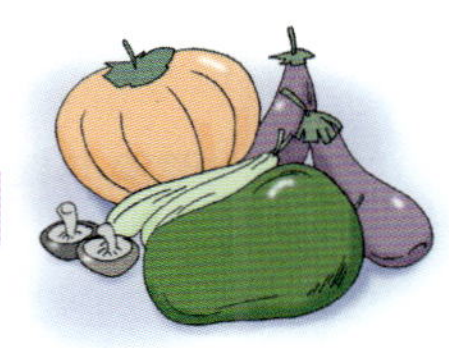

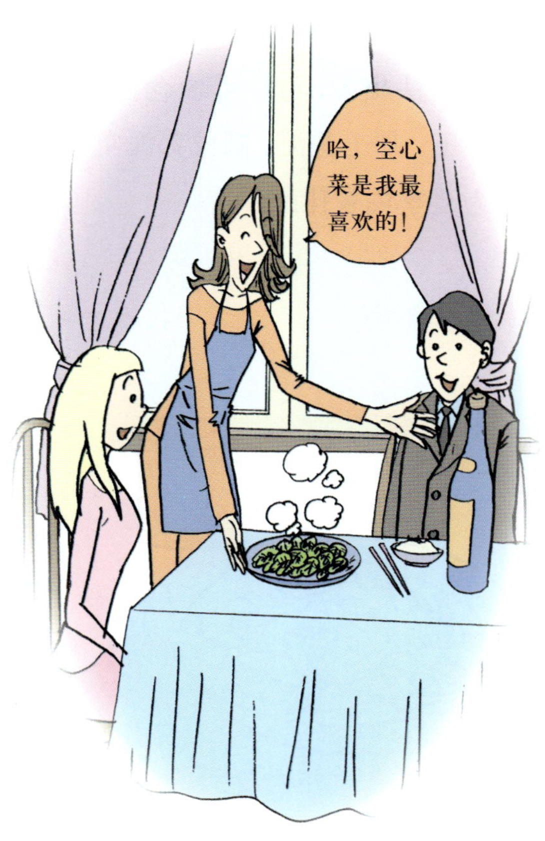

动物实验发现，空心菜的水浸出液能降低胆固醇、甘油三脂，具有降脂减肥的功效。空心菜中的叶绿素有“绿色精灵”之称，可洁齿防龋，健美皮肤。将其挤汁外敷，可用作疖、痈等皮肤化脓性感染等治疗。

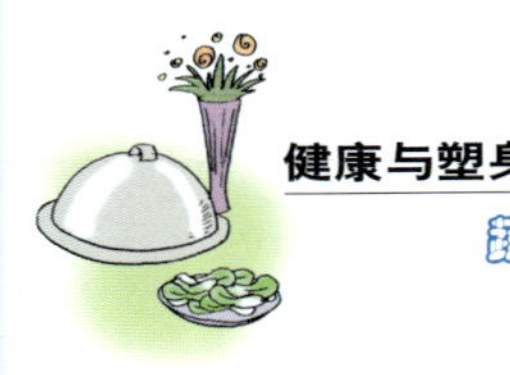

肠癌、胆结石的作用。

空心菜食法颇多，可拌可炒，宜烩宜汤。若将空心菜焯一下，加上蒜泥，制成蒜泥空心菜，色香味俱全，为夏季佐餐佳蔬。

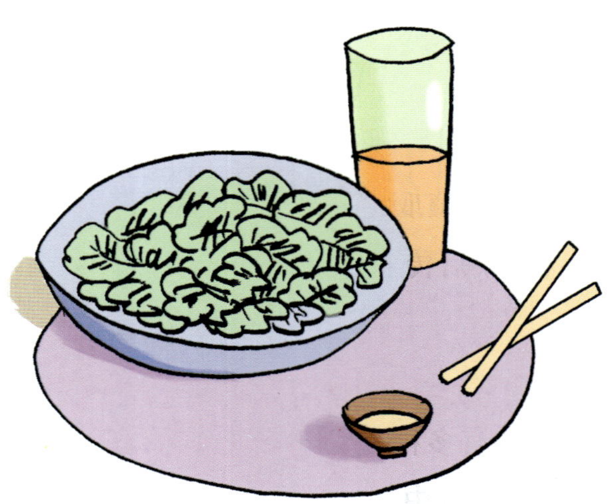

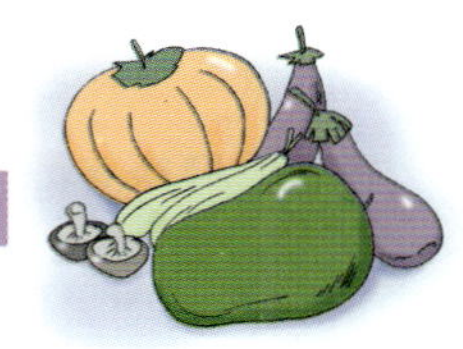

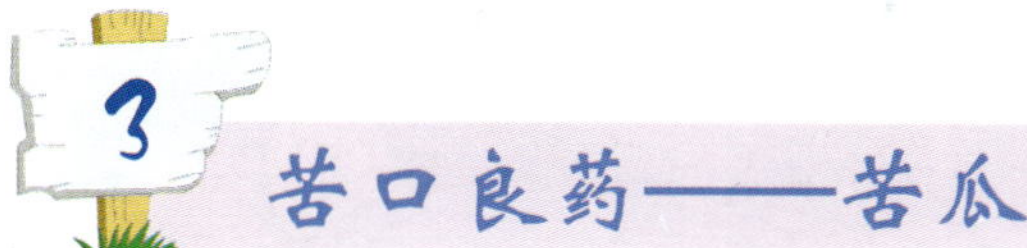

3 苦口良药——苦瓜

坦率地说，苦瓜确实不能称美味蔬菜。其味极苦，外形也谈不上美观，可它却是营养价值、药用价值均很高的食疗佳蔬。

苦瓜又名癞瓜、凉瓜、锦荔枝等。原产于东印度热带地区，后传入我国。现今，我国南方各省均有生产，尤以两广、两湖、福建、四川等地栽培较为普遍。

苦瓜含有多种营养素，其中含铁和维生素 C 很高，每 100 克中含维生素 C 高达 84 毫克，仅低于辣椒。此外，还含有蛋白质 0.9 毫克、纤维素 1.1 克、维生素 B_1 0.07 毫克、维生素 B_2 0.04 毫克、尼

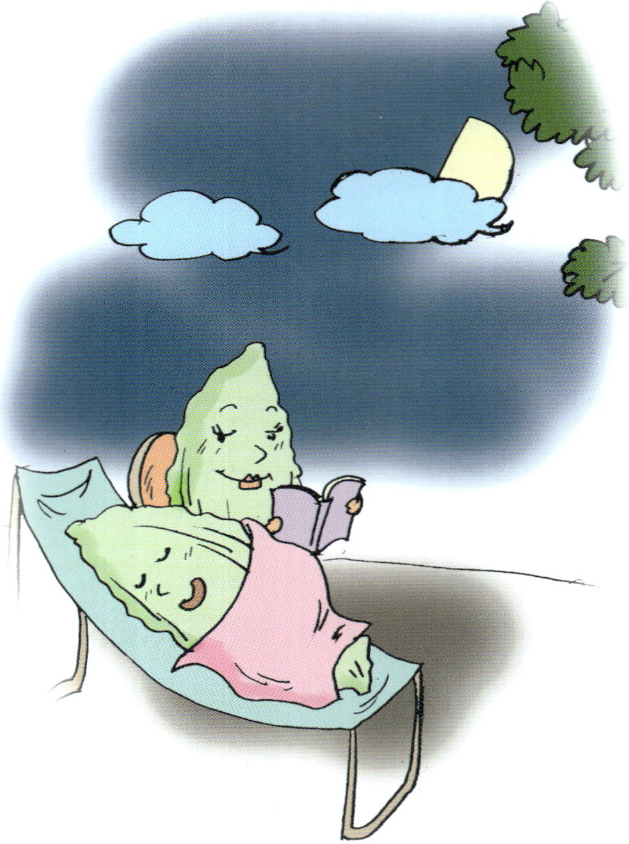

经常食用苦瓜对人体健康有如下益处：

可增进人们的食欲；有神奇的降血糖作用；有益消炎解毒、明目、祛火、保肝作用；可以保健美容。

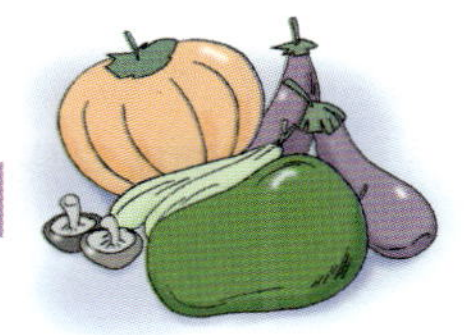

克酸0.3毫克、钙18毫克、胡萝卜素0.08毫克。这些成分对糖尿病都有辅助治疗作用。还含有苦瓜甙、多种氨基酸、半乳糖醛、果酸等，这些都是人体所必需的营养物质。

现代研究证实，苦瓜含有类似胰岛素的物质。印度科学家报道，已经从苦瓜中提取出了一种胰岛素样物质，名字叫“多肽—P”，这种物质有明显的降糖、降血压作用。国内某研究所报道，苦瓜治疗糖尿病总有效率达80%左右，饮用新鲜苦瓜汁或服用苦瓜粉均有明显的降低血糖和防治糖尿病的作用。

中医学认为，苦瓜性味苦、寒。有清热祛暑、明目、解毒的功效。《滇南本草》记载：“苦瓜，苦、寒、平。治丹火毒气，疗恶疮结毒，或遍身已成芝麻疔疮，疼痛难忍。泻心经实火，清暑、益气、止渴”。《本草纲目》记载：“苦寒，无毒。除邪热，解劳乏，清心明目。故凡素体蕴热，肝火目赤目痛、胃热烦渴脘痛及湿热痢疾，皆宜为辅助食疗之品。

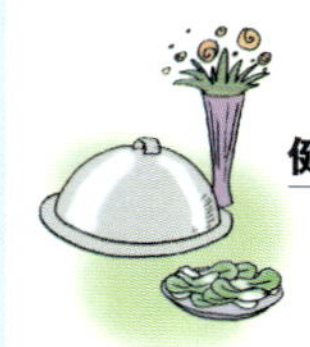

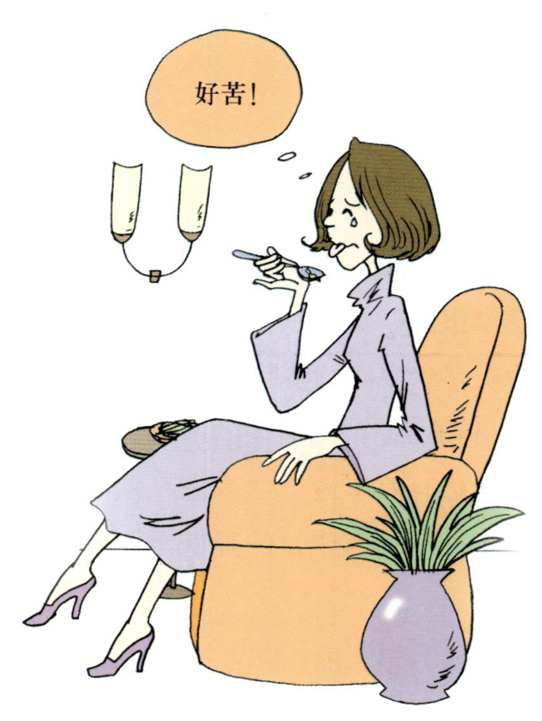

苦瓜捣烂外敷，还可以治痈肿、丹青、恶疮”。

苦瓜的食法颇多，可炒、焖、煸、酿等，风味甚佳。因其味苦，可先放入沸水中焯一下，或用盐腌苦瓜挤去水分后再烹调，可减苦味。苦瓜还可以盐渍制成罐头，加糖制成蜜饯苦瓜。苦瓜做成的菜

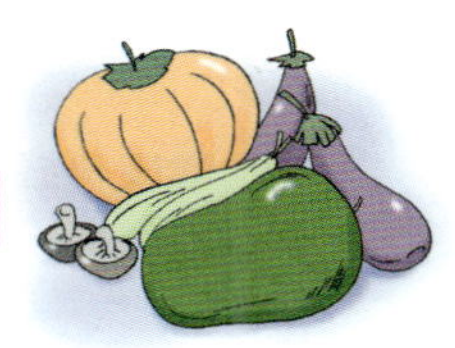

肴有，苦瓜牛肉、干煸苦瓜、煎酿金钱、烧酿苦瓜、干菜苦瓜炒肉丝、煎苦瓜、苦瓜排骨汤、苦瓜闷鱼、苦瓜鸡丁等。苦瓜还可以凉拌，或做汤，如苦瓜凉拌粉丝、苦瓜瘦肉汤等。广东人夏季还常饮“苦瓜茶”，这是很好的饮食习惯，对人体的健康和防治糖尿病大有益处。

苦瓜是葫芦科植物，其果实特有的其苦味是因为含有较多的奎宁的缘故，因而有退热的作用，但孕妇如患糖尿病不宜食用，因苦瓜性寒，脾胃虚弱、患哮喘病和体质虚弱者应少食。

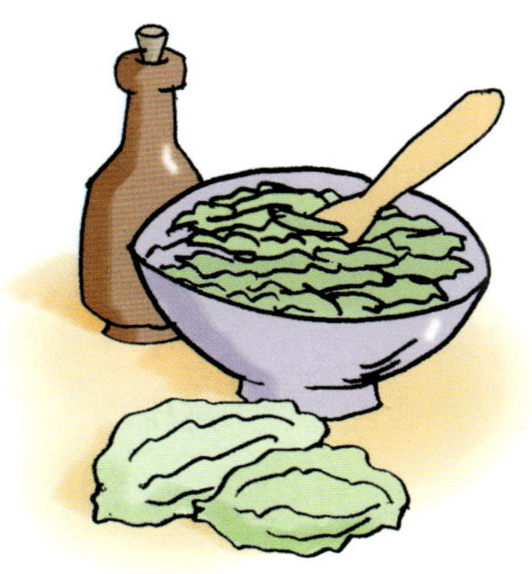

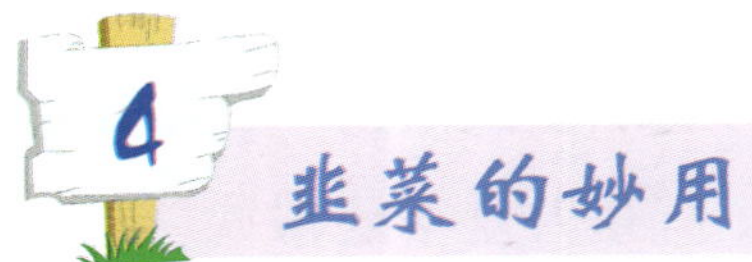

4 韭菜的妙用

韭菜为人们餐桌上的常蔬之一。我国韭菜品种资源十分丰富。按其叶片的宽窄可分为宽叶韭和窄叶韭两大类。青韭如遮光栽培，则软化成韭黄、白韭，为蔬菜珍品。宽叶韭北方又称为马蓝韭菜，叶片宽厚，色泽浅绿或绿色，纤维较少，品质好，唯香味稍淡。窄叶韭又称线韭。叶片细长，色泽深绿，纤维稍多，芳香较浓。

韭菜又称起阳草，为百合科多年生草本蔬菜。原产于亚洲东部，我国各地均有栽培。

据营养学家测定，每100克韭菜中含有蛋白质2.67毫克、膳食纤维1.54克、胡萝卜素3.21毫

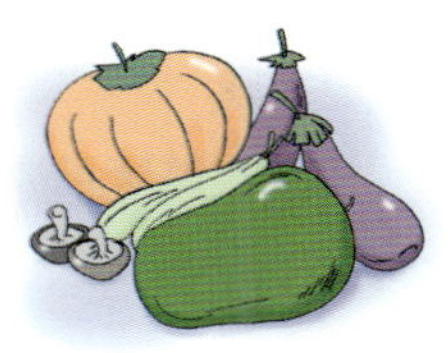

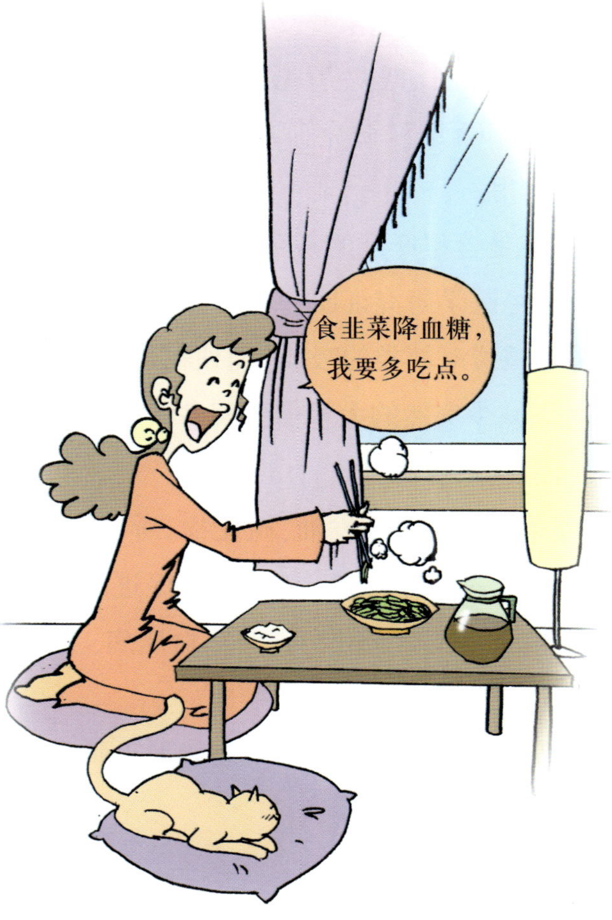

食韭菜降血糖，
我要多吃点。

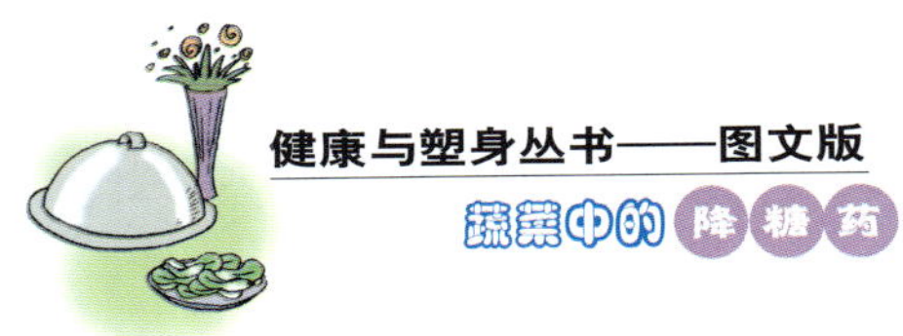

克、维生素$B_1$0.022毫克、维生素$B_2$0.1毫克、尼克酸0.9毫克、维生素C 26毫克、维生素E 1毫克、钙46毫克、铁1.76毫克、锌0.47毫克、磷41.1毫克、硒1.51微克等。这些营养素对糖尿病有防治作用。

韭菜是含粗纤维的蔬菜，有辅助治疗糖尿病的功效。经医学研究证明，纤维能刺激胰岛素的产生，并可减缓对糖类的吸收，而使葡萄糖的释放缓慢，可以减少突然的大量需要胰岛素。从而，对分泌胰岛素有调节作用。

韭菜中还含有挥发油、硫化物。所含的钙、锌、镁、磷等元素可降血脂、降血糖、促进血液循环，对防治糖尿病及其合并症——高血压病、冠心病、高血脂等有较好的作用。

此外，韭菜中的粗纤维，还能促进肠胃蠕动，对预防肠癌有一定作用。

祖国医学认为，韭菜性味辛、温。有温阳补虚，行气理血的功效。《本草拾遗》记载：“温中下气，

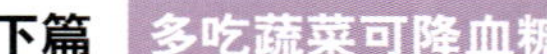

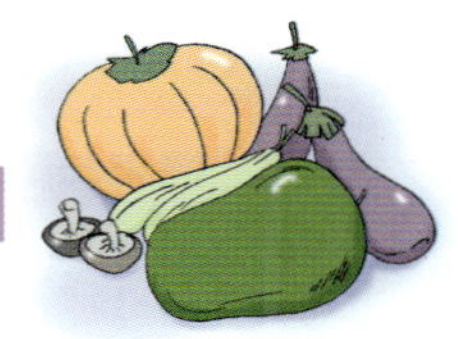

补虚，调和脏腑，令人能食。益阳，止泄白脓，腹泻痛，并煮食之”。《日华子本草》记载：“止泄精尿血，暖腰膝，除心腹痼冷、胸中痹冷、痃癖气及腹痛等，食之肥白人。中风失音研汁服；心脾胃痛甚，生研服；蛇、犬咬并恶疮，捣敷”。故，凡脾肾阳虚，下焦虚寒，症见腰疫膝冷，小腹冷痛，遗精阳痿，上气喘急者宜食。凡气血瘀阻，血不循经，见有吐血、咳血、尿血及外伤出血，可以辅助食疗。

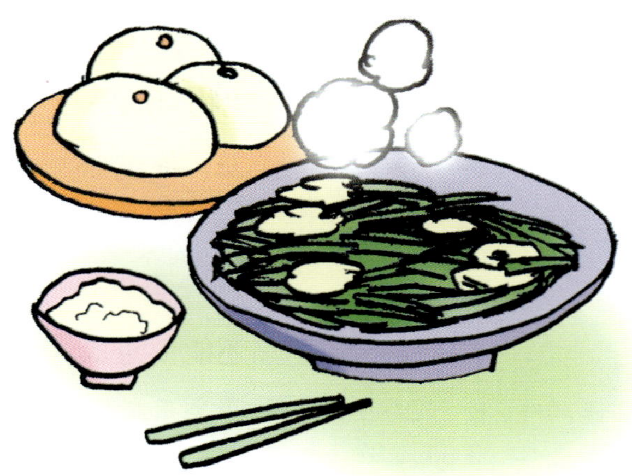

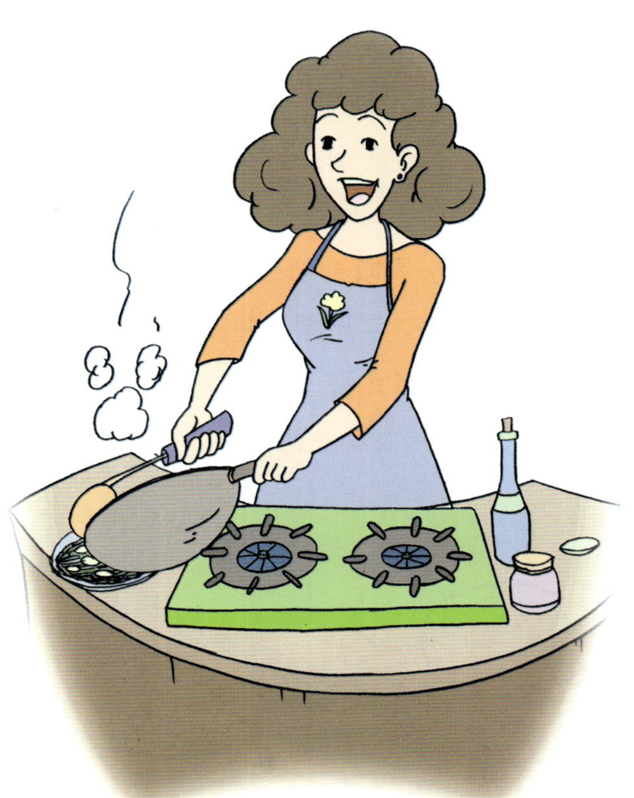

韭菜的叶、籽、花都可供药用，民间用韭菜治病的方法很多。如恶心、呕吐时，在半杯奶中加入韭菜汁两匙，姜汁少许温服；治痢疾可用韭菜煮鲫鱼汤食用；韭菜炒虾仁，对促肾利尿助阳也有益处。清宫廷将“韭黄肉饺”列入御膳食谱。

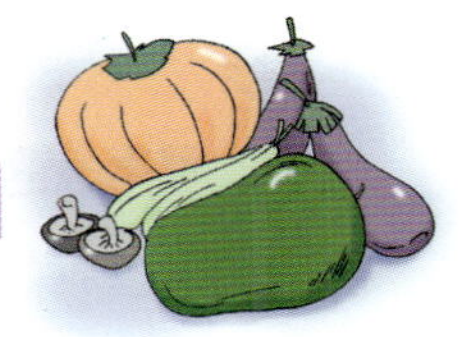

鲜韭捣泥，外敷治跌打损伤。

此外，韭菜籽有温补肝肾，壮阳固精，养发止痢的功效。

韭菜的食法颇多，可炒、煮、凉拌，还可做汤，配菜。若用韭菜做包子、水饺，味道鲜美。常做的菜肴有：韭黄炒鸡蛋、韭菜炒肉丝、韭菜乌鱼仔、韭菜炒鸡蛋、韭菜炒豆腐、韭菜馅包子、韭菜鸡蛋馅饺子、韭菜炒鱿鱼等。

在食用韭菜时应注意，不可生食，酒后及热病后不可食用，不可与蜂蜜同食。

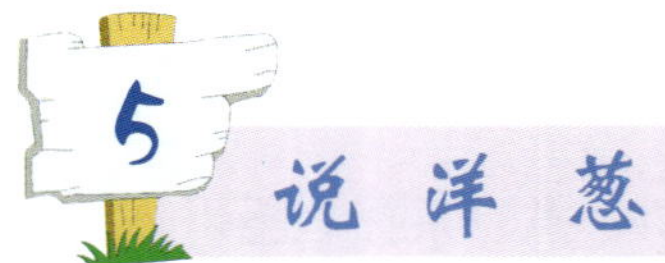

5 说洋葱

洋葱又称葱头、球葱、圆葱等。

关于洋葱祛病健身作用的记载有很多。相传洋葱原产于中亚地区，11 世纪时，美国内战高潮时期，一位将军用葱头防治痢疾和其他疾病，保持了部队的战斗力。大约几十年前，有位法国人发现马腿上有凝血块，他无意中用洋葱喂饲，马腿上的血块意外的消散了，他将这一奇迹告诉了一位医生，经过动物和人体实验，证实洋葱有增强纤维蛋白溶解活性和降血脂的作用。这是因为它含的二唏丙基二硫化物和环蒜氨酸以及硫氨酸的缘故，以后洋葱的疗疾作用被逐步发现。

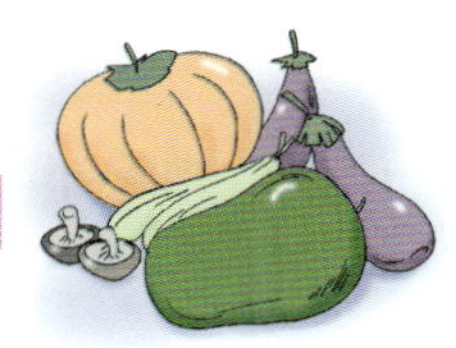

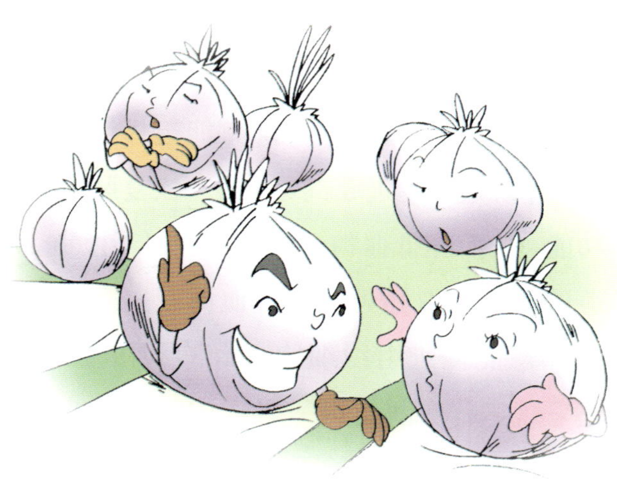

据营养学家测定，每100克洋葱中含有维生素C10～20毫克、维生素$B_1$0.4毫克、维生素B_2 0.5毫克、维生素A 2毫克，这些都是人体所必需的营养素。

现代医学认为，洋葱有刺激胆汁分泌，降低血糖的作用。洋葱50～100克水煎1～2分钟后服食，有降糖作用，并能抑制高脂肪饮食引起的血浆胆固醇升高，可辅助治疗糖尿病并发症动脉硬化，还

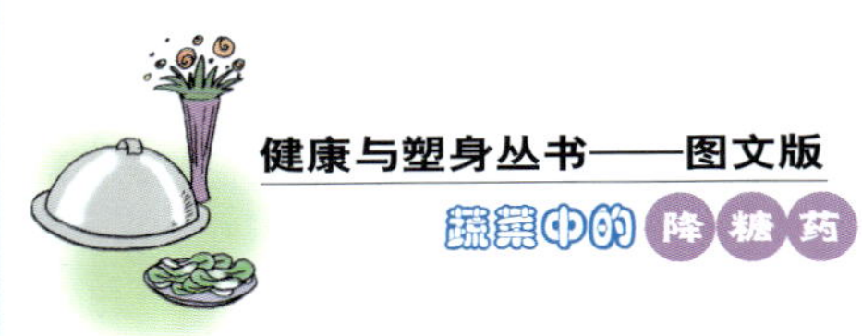

有加速创伤愈合的作用。

有关专家研究证明，洋葱中含有类似降血糖的药物——“甲碘丁腺”类物质，能选择性地作用于胰岛素β细胞，促进胰岛素分泌，恢复胰岛素的代谢功能，从而降低血糖。美国科学家还报道，应用洋葱的乙醇提取物可使空腹血糖明显降低，其机制是洋葱能促进组织细胞更好的利用葡萄糖。专家还发现，洋葱里含有一种人的肾脏分泌物相同的动物激素——前列腺素A，它能扩张血管，降低外周血管阻力，对抗儿茶酚胺引起的升压作用，从而解开了洋葱能降低血压之谜。前列腺素A，还能降低冠状动脉的阻力，增加血流量，所以说洋葱是糖尿病合并高血压、动脉硬化、冠心病患者的佳蔬良药。

祖国医学认为，洋葱性味甘辛、平。有清热化痰，解毒杀虫等功效。《药材学》记载：“新鲜的洋葱捣成泥剂，治疗创伤，溃疡及妇女滴虫阴道炎”。故洋葱熟食，凡胸闷脘痞，咳嗽痰多，小便不利者

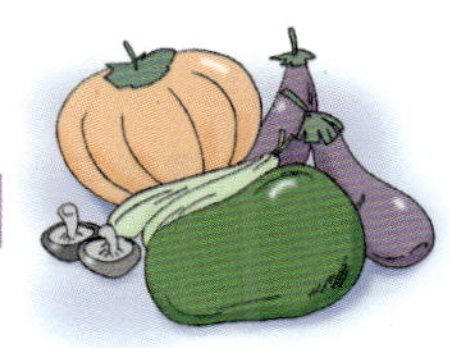

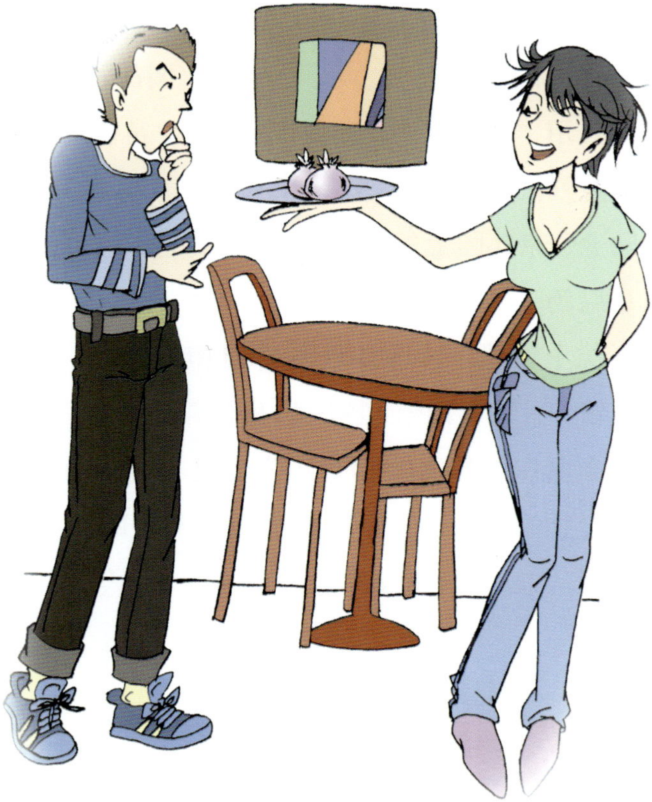

洋葱有较强的香气，在国外倍受重视，欧美等国誉其为“菜中皇后”。

宜为食疗品。对肠炎、白喉、滴虫阴道炎有一定的治疗效果。鲜葱头捣泥外敷，可治创伤、溃疡等。

洋葱的食法很多，可供煮、炒、调汤，且多做配菜食用，也可单炒，煮食、凉拌等，常做的菜肴有圆葱炒肉、葱头汤、炸葱头虾饼、素炒葱头、茄汁圆葱、凉拌圆葱丝、洋葱猪排、洋葱烧牛肉、洋葱豆腐汤、洋葱肉丝汤等。

综上所述，洋葱的营养价值和药用价值实在令人钦佩。笔者相信，糖尿病及合并冠心病、高血脂、高血压的患者，常食用洋葱是一定会有疗效的，对您的身体健康是一定会大有益处的。

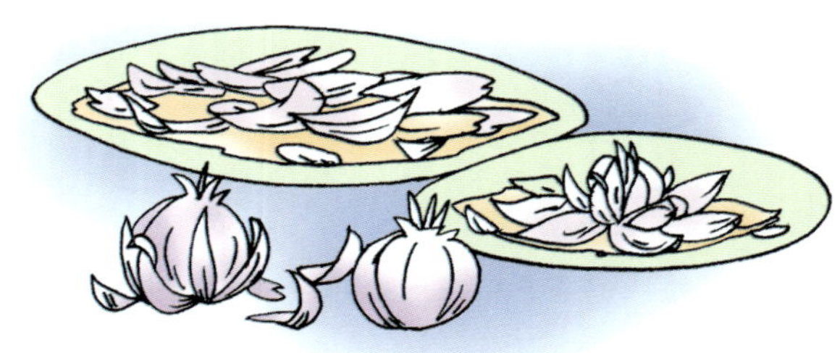

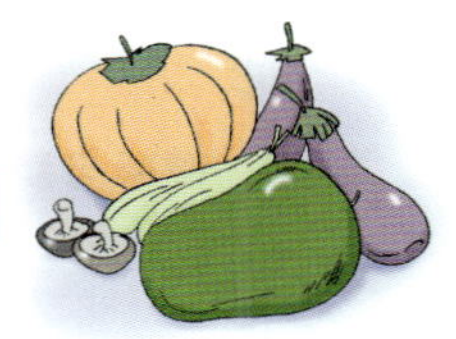

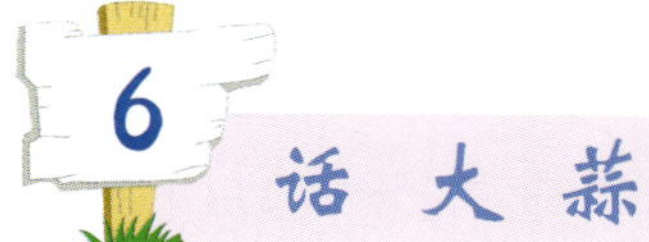

6 话大蒜

大蒜又称胡蒜，为百合科多年生宿根草本植物。大蒜的地下鳞茎，由灰白色的皮包裹，内有小鳞茎，即蒜瓣，为主要食用部分。相传我国的大蒜是汉朝张骞去西域带回来的，因此又称胡蒜。

大蒜是人们经常食用的蔬菜，它受到人们的青睐由来已久。根据资料介绍，4 600年前，古埃及王国修筑金字塔的劳工就曾靠食大蒜维持和保护了健康。国外一些国家，如西班牙、美国等还每年举行一次大蒜节，为大蒜唱“颂歌”。以此来赞扬大蒜在历史上对人类的贡献。

的确，大蒜功不可没，不仅营养价值高，还可

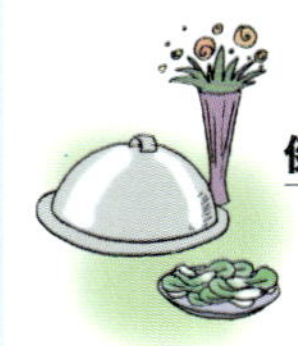

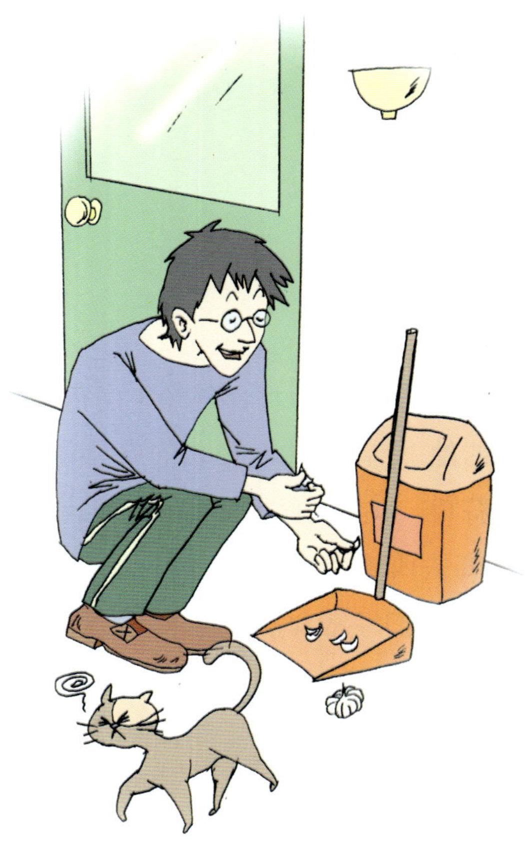

大蒜鳞茎含挥发油，油中主要成分为大蒜素。具有抗细菌、抗真菌、抗原虫作用，还有抗癌、增强免疫功能，促进食欲、减轻射线危害等，能有效地防治糖尿病、冠心病。

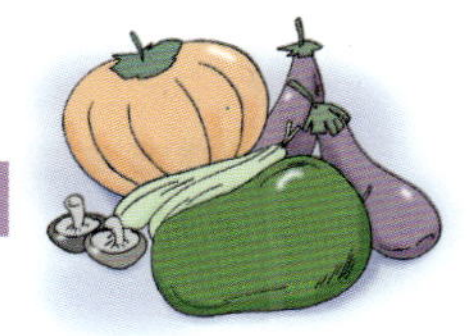

以防治多种疾病。据营养学家测定，每100克大蒜中含有蛋白质4.4克，脂肪0.2克、膳食纤维0.7克，并含钙5毫克、磷44毫克、铁0.4毫克、维生素B_1 0.24毫克、维生素B_2 0.03毫克、烟酸0.9毫克、维生素C 3毫克。此外，还含有大蒜素、微量元素硒，以及丙烯硅醚和配糖体等，这些都是人体所必需的营养素。

中药药理研究证明，大蒜素具有降血糖作用。大蒜的汁液可以降低糖尿病患者的血糖，并可以防止糖尿病患者的血管损伤。大蒜中还含有二烯丙基二硫化物、二丙基二硫化物和硫氨基酸等成分，有减慢心率、增强心脏收缩力、降低血压和胆固醇的作用，并有抗血管硬化的功能。因此，大蒜对糖尿病患者以及合并高血脂、高血压、心脏病、血管硬化等疾病有着很好的防治作用。

此外，大蒜中的大蒜素有很强的杀菌作用，能防治感冒、痢疾、肺结核、肺炎、百日咳等，还可以治蛔虫、蛲虫病。大蒜还可以防治结肠癌，其有

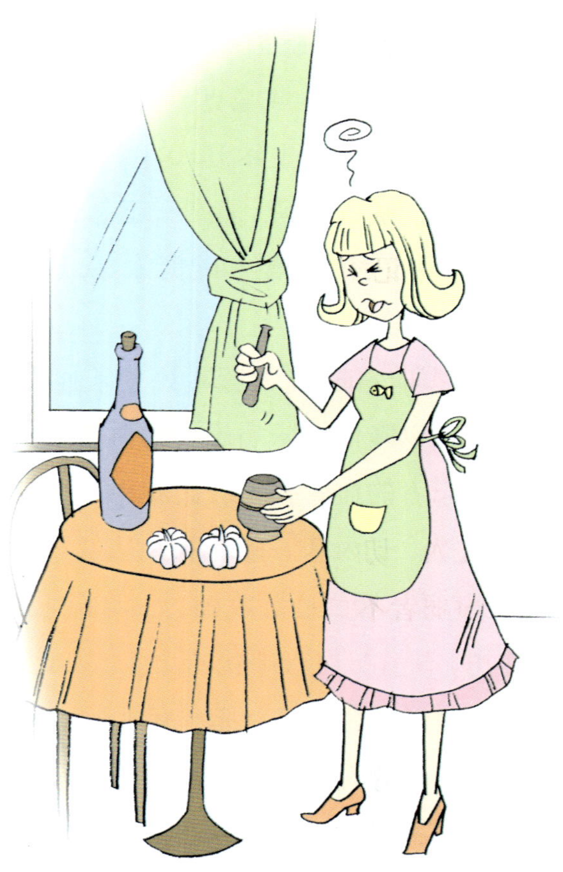

大蒜功用与主治：湿中健脾、行滞消食、解毒、杀虫。

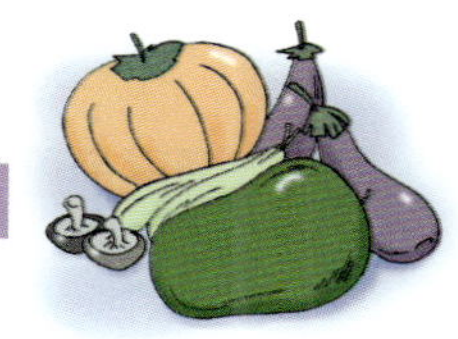

效率达75%。

中医学认为，大蒜性味辛、温。有温中行滞，解毒杀虫的功效。《日华子本草》记载："健脾治肾气，止霍乱转筋，腹痛，除邪辟瘟，疗劳疟，冷风、痃癖、瘟疫气。敷风损冷痛、蛇虫伤，并捣贴之"。《日用本草》中记载："燥脾胃，化肉食"。凡脾胃虚弱，寒气凝聚，症欠心腹冷痛，水肿胀满，痞闷食少者宜食疗之品。大蒜生食，可避瘟邪瘴气，止痢截疟，解鱼蟹毒，捣泥外敷治一切痈毒漏肿。

《本草经蔬》中记载："凡脾胃有热，肝肾有火，气虚血弱之人，切勿沾唇"。故脾、胃、肾有炎者，身体过于虚弱者不宜食用。此外，有溃疡病者也不宜食用。

据目前营养学家研究，成人每天食5～10克生大蒜（相当于中等大小的蒜瓣2～4个），便可有效的发挥防治各种疾病的作用。

大蒜的食法很多，亦炒、亦做配料，炝锅等，常做的菜肴有：大蒜炖鸽肉、蒜味空心菜、糖醋大蒜头、蒜泥白肉、大蒜粥果，这些都是各种疾病进行食疗的最佳方法之一。

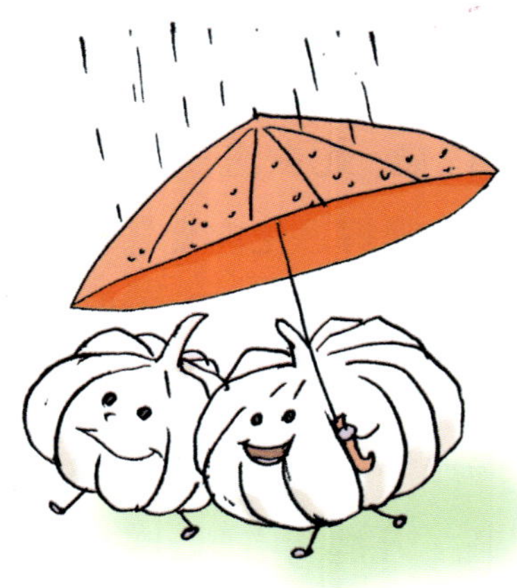

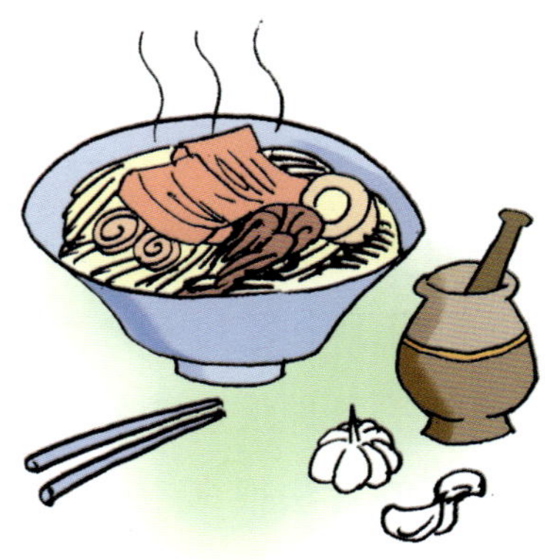

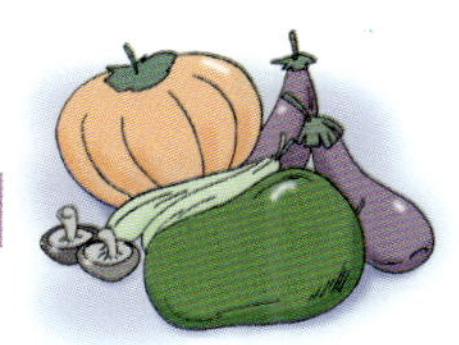

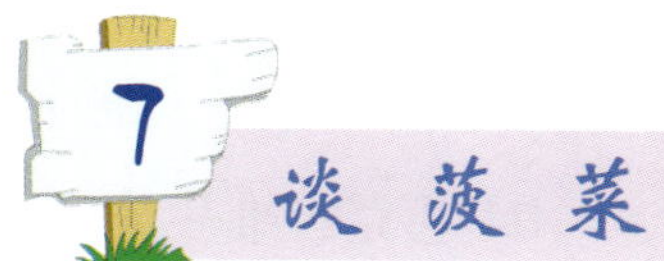

谈菠菜

菠菜原产于波斯湾一带，唐代传入我国。菠菜又名鹦鹉菜、赤根菜，为藜科单植物。菠菜之根粗大发达，上部呈紫红色，叶色浓绿、质软、叶柄较长，叶是主要食用部分。是人们所喜食的常用蔬菜，是我国南北方各地普遍栽培的秋、冬、春季的主要蔬菜之一。

菠菜中含有丰富的各种营养，每100克中含有蛋白质2.4克、脂肪0.4克、钙72毫克、磷53毫克、铁1.8毫克、维生素B_2及尼克酸等。维生素C达39毫克、胡萝卜素（维生素A原）达3.8毫克，这些都是人体所必需的营养素。

现代医学研究证明，菠菜中含有蛋白质2.4克、脂肪0.5克、碳水化合物3.1克、膳食纤维0.7克、含钙72毫克、磷53毫克、铁1.8毫克、维生素A 3.87毫克、维生素B_1 0.04毫克、维生素B_2 0.13毫克、维生素C 39毫克、烟酸0.6毫克、这些都是人体所必需的营养物质。

菠菜能刺激胃肠和胰腺分泌，可助消化。此外，含维生素C较高，可以预防因其缺乏而导致血管病变。对糖尿病合并高血压、冠心病患者有益处。菠菜茎、叶的水浸剂，对贫血、胃功能失调、呼吸道疾病患者也有一定的疗效。

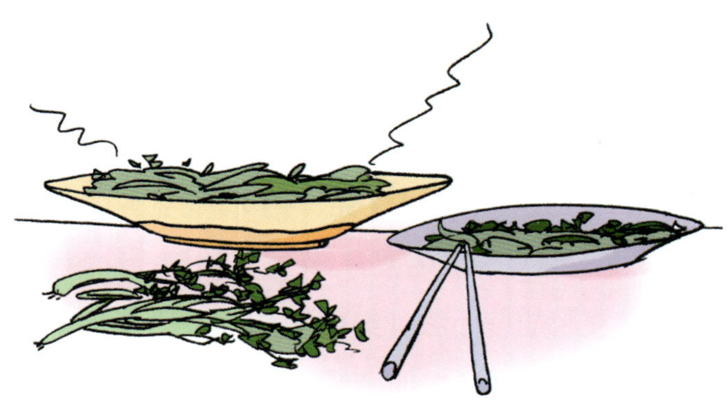

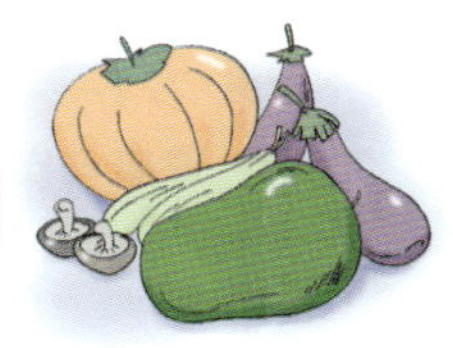

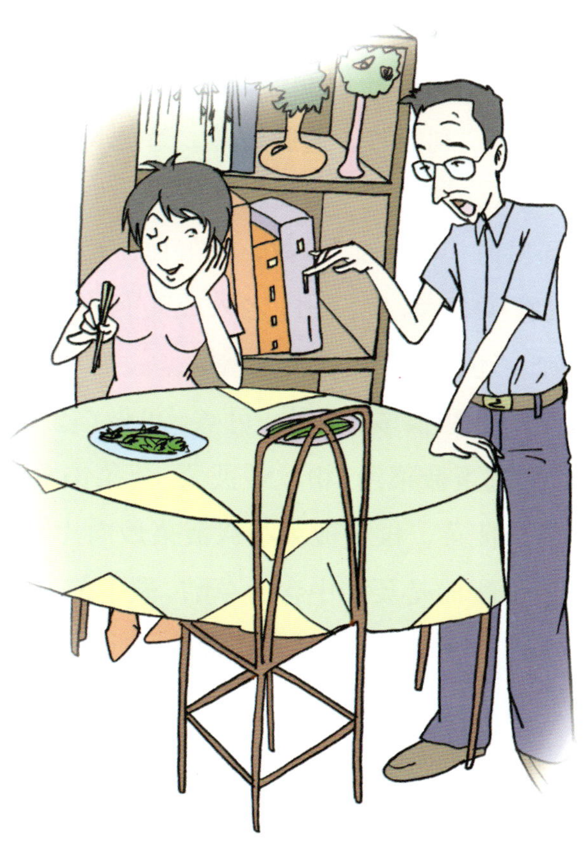

常食菠菜能帮助消化，止渴润肠，并能促进胰腺分泌，对预防糖尿病、口角溃疖、唇炎、皮炎等也有效果。

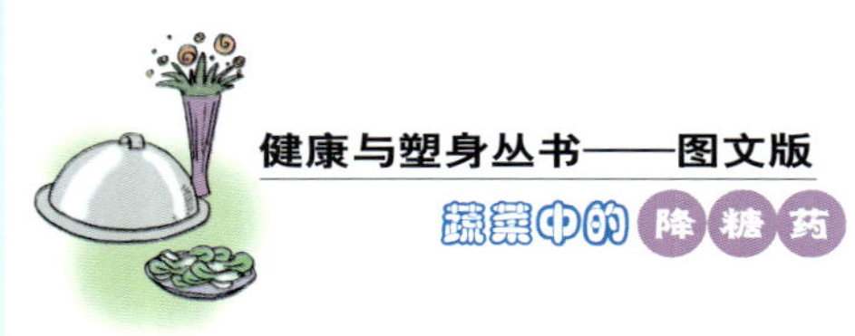

中医认为，菠菜性味甘平。有养血，止血、敛阴、润燥的功效。《本草纲目》中记载：“通血脉，开胸膈，下气调中，止渴润燥。根尤良”。《食疗本草》中记载：“利五脏，通肠胃热，解酒毒”。《陆川本草》中也记载：“入血分。生血、活血、止血、祛瘀；肠出血、坏血症”。故，凡气血淤滞，胸膈闷满，脘腹痞塞者，宜食用。老人或久病体虚便秘者，尤宜。还可治贫血、便血等。

菠菜的食法很多，可炒，可煮，可做馅。还可做配菜，如鸡蛋菠菜汤、粉丝炒菠菜、菠菜馅水饺、包子、芝麻菠菜、椒蓝菠菜心、菠菜炒肉片等。

需要提醒的是菠菜中含有草酸，做菜前，洗净后用沸水焯一两分钟，再过一下凉水，沥干水后再做各种菜肴，以免影响钙的吸收。

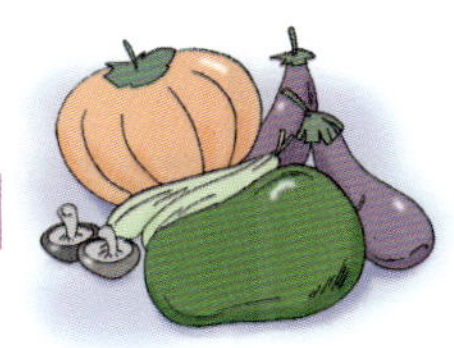

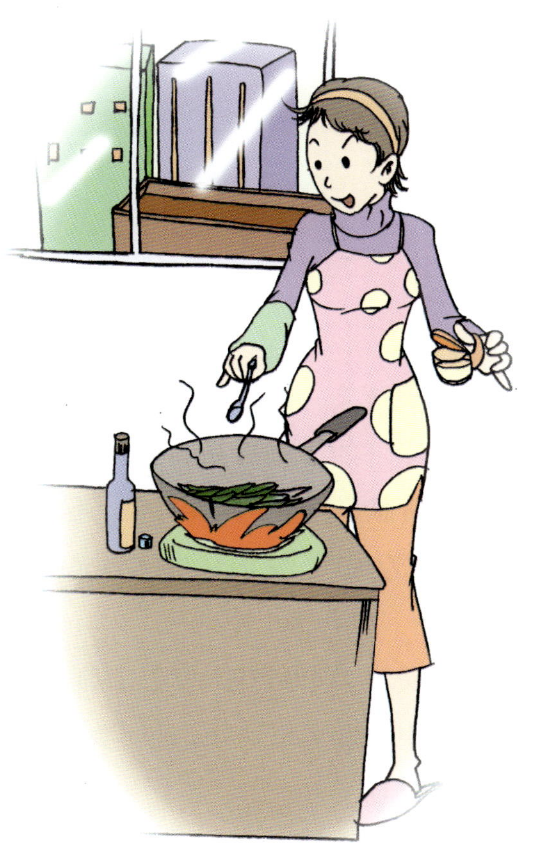

青少年常食菠菜可以帮助人体维护正常视力和上皮细胞的健康，防止夜盲，增强抵抗传染病的能力及促进儿童生长发育。

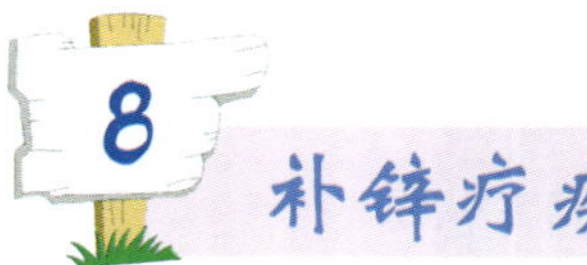

8 补锌疗疾的大豆

大豆既可做蔬菜、做粮食，又可榨油，是人们日常生活中离不开的一种食品。当你认真地回顾一下它对人类贡献，不管是营养价值，还是药用价值，都会使你大为惊叹，它的作用已大大超出了任何蔬菜。

大豆又称黄豆，它原产于我国。在浙江余姚河姆渡文化遗址中曾发掘出实物，证明我国在7 000多年前就种植大豆了。

大豆的常见制品有豆腐、豆腐干、腐竹、豆腐皮、豆腐乳、豆浆、豆油、黄豆酱油、豆瓣酱、黄豆芽等，大豆还加工成豆奶，其蛋白质和脂肪含量

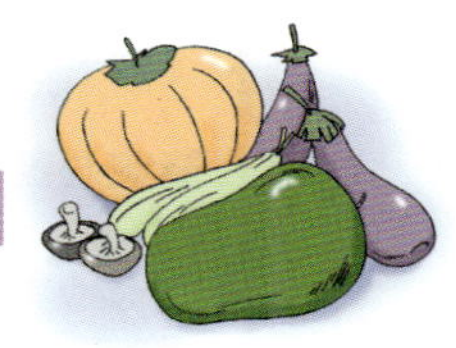

完全达到了牛奶的水平。

大豆营养丰富是众所周知的，尤其是蛋白质含量高达36%以上。据测定，每100克大豆中含有脂肪36.1克、胡萝卜素220微克、维生素B_1 0.41毫克、维生素B_2 0.25毫克、尼克酸2.1毫克。值得大书一笔的是大豆堪称微量元素的“仓库”，它每100克含钙259毫克、磷571毫克、铁18.4毫克、硒0.03微克，及锰、铜、钼、锌、钴、锶、镍、氟、铬等。

上述微量元素与机体生长发育、新陈代谢、内分泌活性、神经结构、免疫功能等都有密切关系。

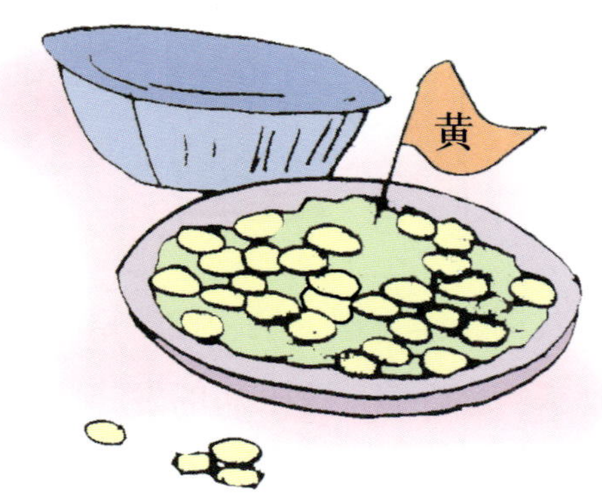

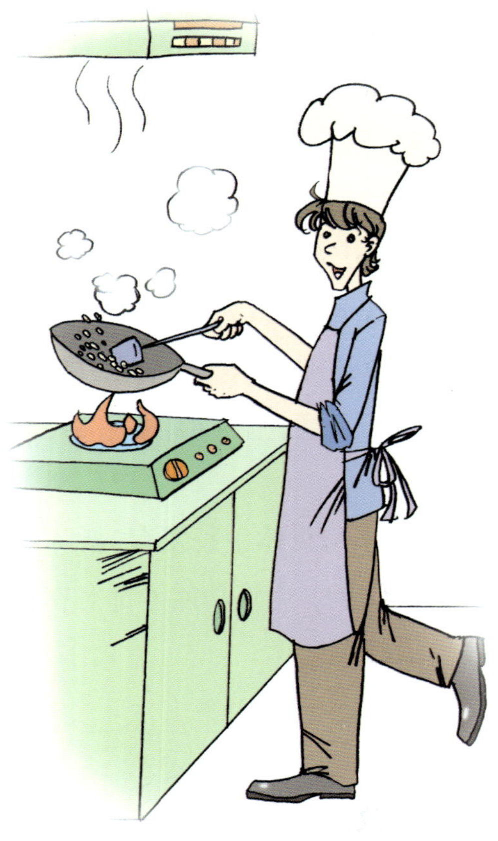

人体如摄入钙、镁、锰、硒、钴、铬、锌不足，易导致高血压、冠心病、糖尿病的发生。人体中的胰岛素有四类细胞，其中β细胞分泌胰岛素，是一种

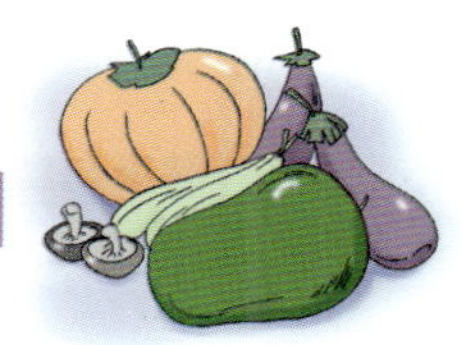

含锌的蛋白质。所以，大豆可补充糖尿病人体内锌的不足，调节胰岛素分泌，从而达到降糖的作用。

此外，大豆所含的钼对食道癌的生长有明显的抑制作用，所含的皂甙有防止体内过氧化脂质的生成和降低血中胆固醇含量的作用，还能抑制体内的脂肪吸收，并促进中性脂肪分解，皂甙可预防肥胖、糖尿病、冠心病、高血压、动脉硬化的发生。大豆中还含有雌性激素，有预防前列腺癌的作用。

祖国医学认为，大豆性味甘、平。有补脾益气，清热解毒的功效。《日用本草》记载大豆："宽中下气，利大肠，消肿毒"。《备急千金药方》记载："生捣淳酢和涂之，治一切毒胀并止痛，煮汁冷服之杀鬼毒，逐水胀，除胃中热，散五脏积热内寒，下淤血，解百药毒"。故煮豆熟食或磨豆成浆煮沸饮之，对于久病体虚、羸瘦乏力、心悸痨咳，乳汁不下，可为补益食疗之品。生黄豆食之，有清湿热，消痈肿的功效，生豆浆饮之催吐，治食物中毒；煎水饮，

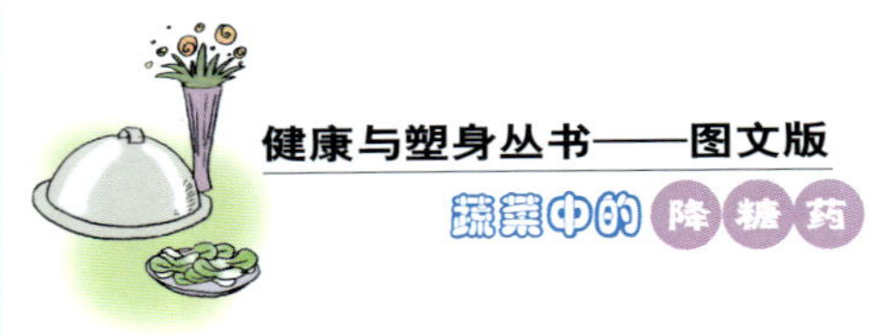

治小儿疳积泻痢，消水肿，治肿毒；生豆浸捣，外涂治诸痈疮。

大豆的食法很多，所制的豆制品可炒，可炖，可做汤、羹。常做的菜肴有：白菜豆腐、小葱拌豆腐、肉末炒豆腐、熏干芹菜、砂锅鱼头豆腐等。其鲜豆可煮食（称毛豆），豆浆可做早餐饮用。

此外，纳豆食品也开始受到国内消费者的青睐。纳豆源于中国，兴于日本，已有2 000多年的食用历史，是一种深受广大消费者喜爱的传统营养食品。它是由蒸煮后的大豆接种纳豆菌，经过发酵而形成的具有独特风味的食品，有着非常高的食用价值。其所含有的高蛋白和人体必需氨基酸、纤维素、钙、铁、钾、维生素K_2的含量比大豆还要高，营养也特别容易吸收。纳豆可做各种菜肴。可以炒、炸，夹在米饭里用紫菜卷成纳豆卷。也可加入炒饭、泡饭、包子、饺子、面条、菜汤。还可做点心，泡纳豆酒。制成的干纳豆是下酒小菜。

纳豆的营养价值极高，钙、磷、钠、钾、铁及

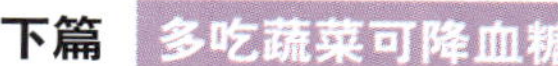

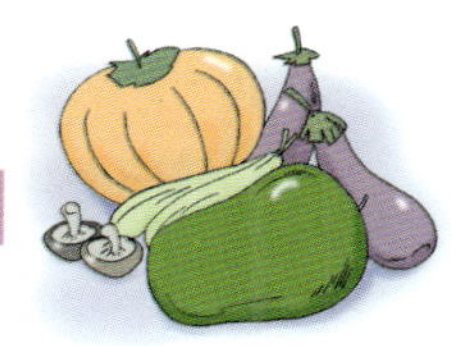

各种维生素含量丰富。可预防脑老化及高血压、心脏病，可溶解血液里的血栓。有整肠除菌，分解脂肪、防骨质疏松及抗癌美容等多种功效。

大豆虽然营养价值极高，可防治冠心病、糖尿病等，但大豆中的蛋白质能抑制人体铁元素的吸收，可致缺铁性贫血。所以，不可食量过多，每星期食用 2～3 次即可。

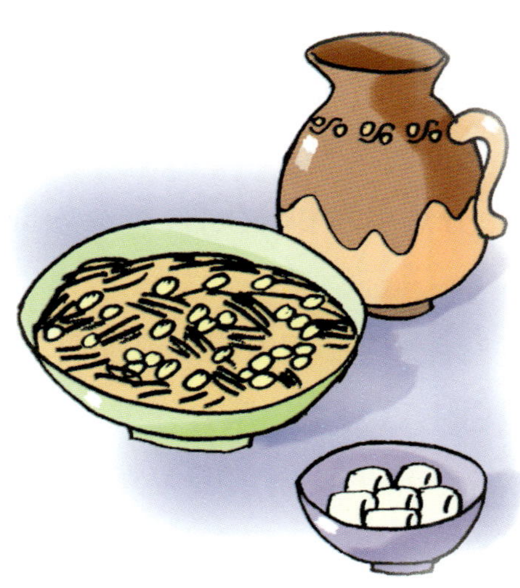

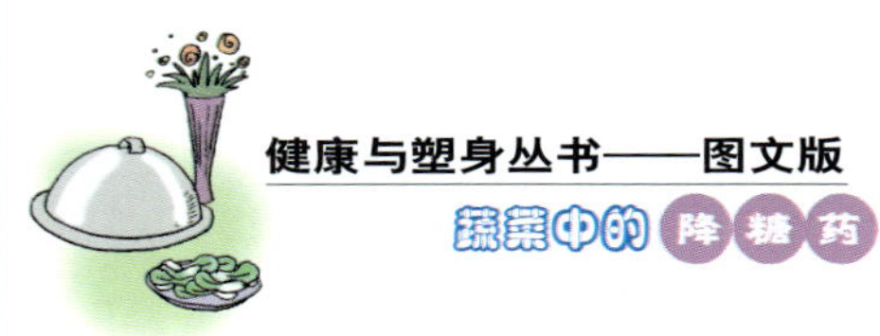

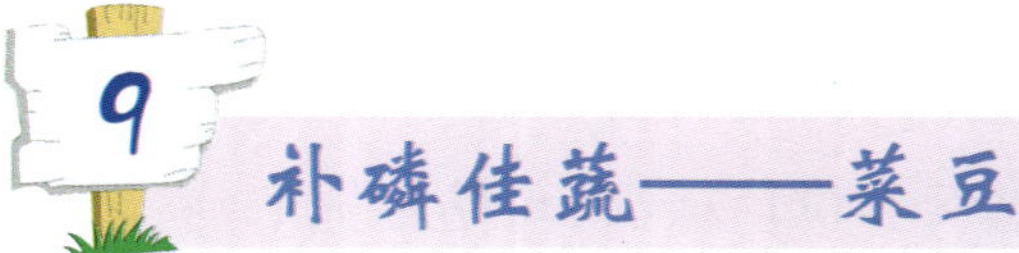

9 补磷佳蔬——菜豆

说起菜豆许多人似乎不太熟悉这种蔬菜，可提起它的别名芸豆，人们却很熟悉，其实，菜豆也是人们餐桌上的常蔬。

菜豆又称四季豆、芸豆、白豆，为豆科一年生草本植物。分矮生种和蔓生种。鲜豆为棍豆、架豆、扁豆等。

菜豆营养丰富。据专家研究证明，每100克红芸豆含蛋白质21.4克、膳食纤维8.3克、维生素B_1 0.28毫克、维生素B_2 0.09毫克、维生素E 7.74毫克、尼克酸2毫克、胡萝卜素180微克、钙176毫克、铁5.4毫克、锌2.07毫克、磷218毫克、硒

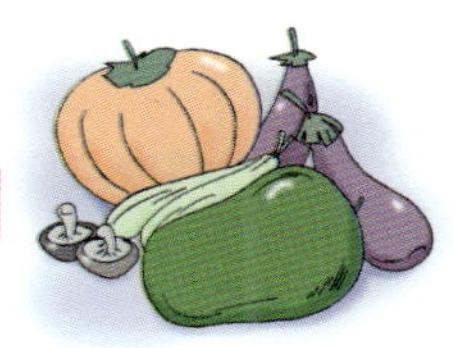

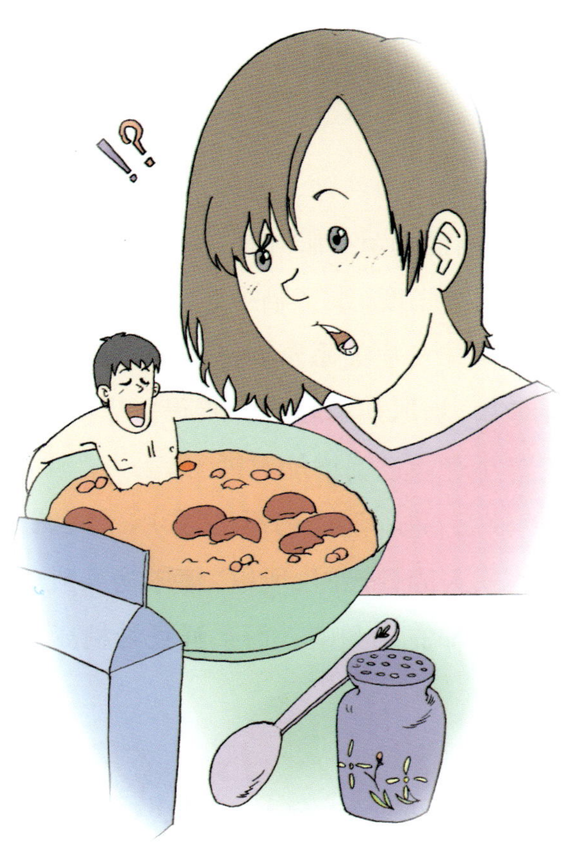

菜豆的食法很多，可与粳米共煮粥，可冷拌、炒食或腌制，也可做豆沙馅和糕点。

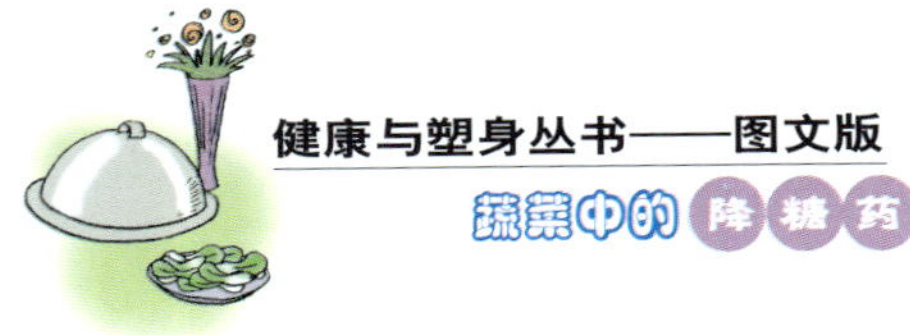

4.61微克，其中钙的含量为红小豆的2倍，甘薯的6倍。菜豆可为糖尿病患者补钙、补磷，并可作为充饥的佳蔬之一。

现代医学认为，钙、磷是人体不可缺少的元素。钙在体内能调节心脏和神经系统活动，使肌肉维持一定的紧张度，维持脑组织的正常功能。钙元素与糖尿病并发症关系密切。如Ⅰ型糖尿病可并发异性骨病，糖尿病引起的骨质疏松症，糖尿病患者由于肾小管滤过率增加对钙、磷丢失严重，造成钙、磷的缺乏，进而造成钙不足，影响了酸碱平衡，影响糖尿病人的骨代谢。所以，糖尿病人应及时大量从饮食中补充钙和磷。而菜豆正是糖尿病人补

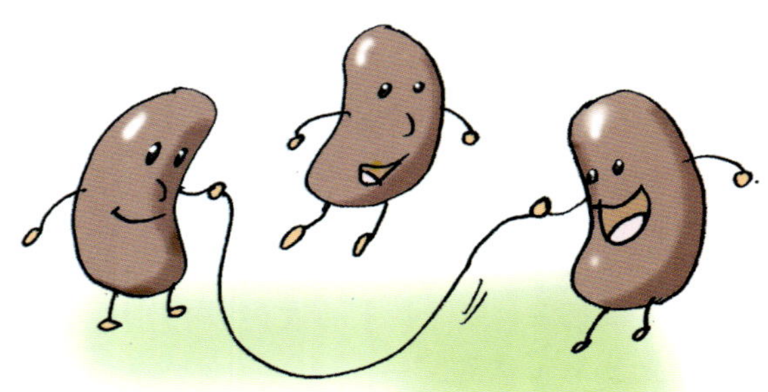

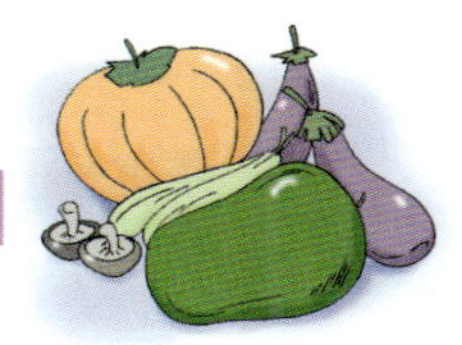

充钙、磷的最佳食品之一。

美国医学界报道，从菜豆中提取的菜豆胺，可用于治疗糖尿病和肥胖症。印度有人用菜豆喂老鼠，发现有降低血糖和血清甾醇的效果。

中医学认为，扁豆性味甘、平。有健脾和中，清暑化湿的功效。《本草纲目》中记载："止泄泻，清暑，暖脾胃，除湿热，止消渴"。扁豆花亦有清暑、暖脾胃的功效。研末外敷，治跌打损伤，肿痛不消。故，凡脾胃虚弱，饮食日减，呕恶气逆，下泻不止，妇人带下及小儿疳热，可为食疗补品。

扁豆中含有凝集素，这是有毒成分，豆荚内含呱啶酸—δ的溶血素，可使人发生中毒。但这些毒素一经加热，即明显减弱。所以，烹饪扁豆时，无论是油炸、焖烧，都要火候彻底，焖透、焖烂。

菜豆的食法很多，常做的菜肴有：扁豆炒肉丝、蒜味焖扁豆、海米芸豆、西红柿焖扁豆、芸豆大米粥、芸豆山药粥、芸豆红枣粥等。这些都是用于食疗的较佳食品。

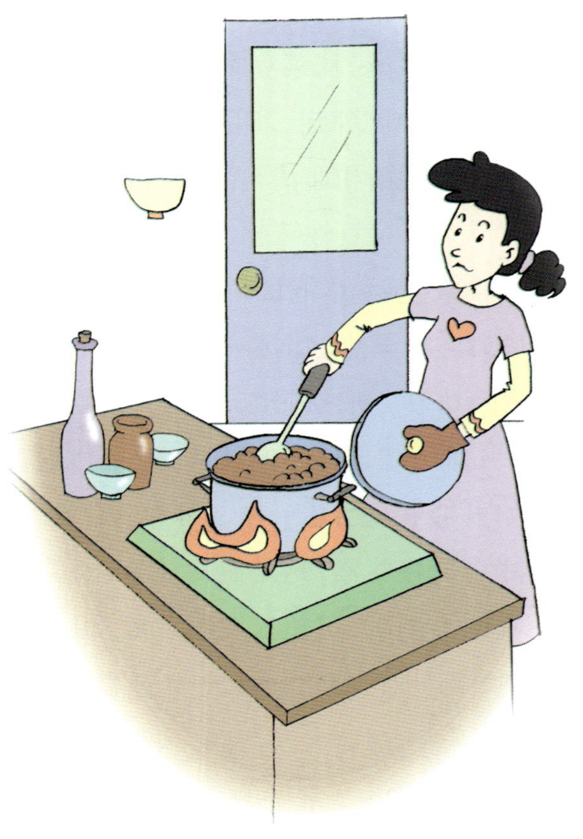

蔬菜中食物纤维含量一般为1%～2%，豆类蔬菜中则高达3%～4%。如果能适当注意增加豆类蔬菜的消费量，食物纤维的供给量是可以满足需要的。

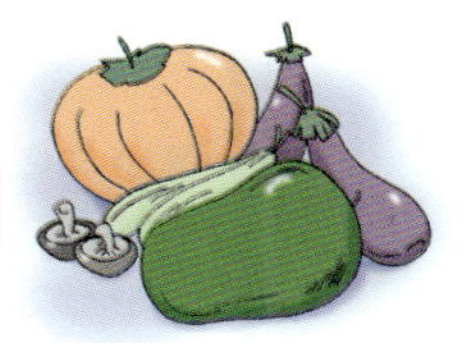

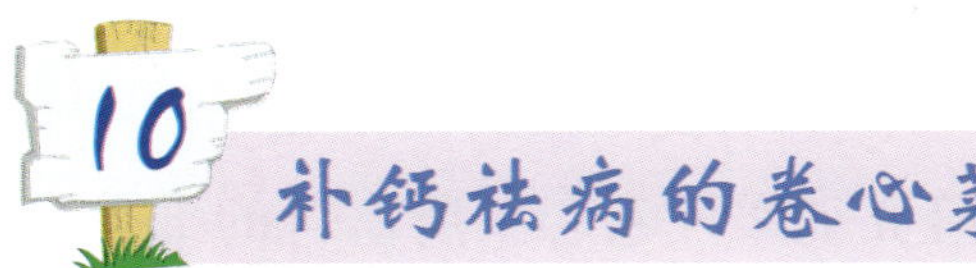

10 补钙祛病的卷心菜

卷心菜又称结球甘蓝、包菜、大头菜、椰菜。为十字花科蔬菜，二年生草本。全国各地均有栽培。卷心菜可分为白球甘蓝、赤球甘蓝等几种。依其叶球的形状可分为尖头、圆头和平头三类。

卷心菜是人们所熟悉的菜蔬之一，营养丰富、全面，是防治疾病的食疗品之一。经营养学家测定，每100克新鲜卷心菜含蛋白质1.4克，脂肪0.2克、碳水化合物2.3克、膳食纤维0.9克、钙32毫克、磷28毫克、铁0.7毫克、胡萝卜素A 0.03毫克、维生素B_1 0.03毫克、维生素B_2 0.02毫克、烟酸0.3毫克，特别是维生素C高达60毫克，可与

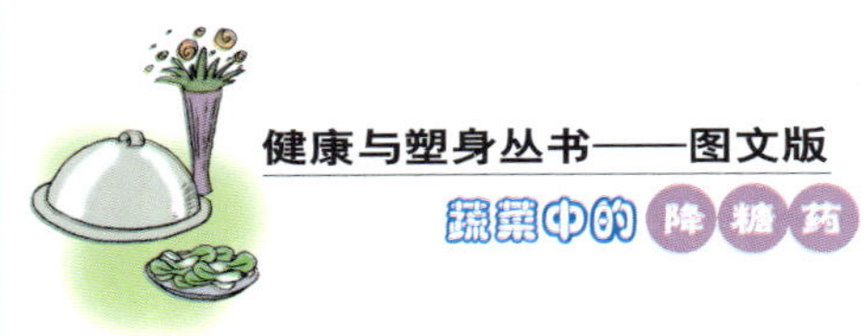

柑橘媲美，并含有人体必需的氨基酸、叶酸及丙醇二碱、果胶、纤维等，这些营养素及有效成分均为人体所必需的营养物质。

现代医学研究证实，卷心菜所富含的维生素C可以预防糖尿病的微血管病变，它所含的丙醇二碱可以阻止糖类转变成脂肪，从而引起降糖和减肥的作用。卷心菜内的果胶、纤维素可结合并阻止胆固醇、胆汁酸的吸收，加速食物通过肠道，这对动脉硬化、胆石症患者均有益处。卷心菜含钙、磷较多，对糖尿病患者有利于补充钙和磷。据资料介绍，卷心菜还有降压作用，因此，卷心菜是糖尿病及合并高血压、高血脂、动脉硬化等患者的食疗之品。

中医学认为，卷心菜性味甘平、无毒。有补肾壮骨、健胃通络的功效。《本草拾遗》中记载：“补骨髓，利五脏六腑，利关节，通经络，中结气，明耳目，健人，少睡，益心力，壮筋骨。去心下结伏气”。《千金要方·食治》记载：“久食大益肾，填

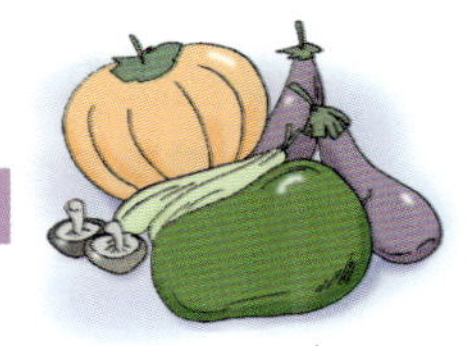

髓脑，利五脏，调六腑”。故，凡小儿先天不足，发育迟缓，或久病体虚，肢体痿软无力，耳聋健忘者宜食。凡见心脘痞闷疼痛，食少瘦弱者，可做辅助食疗。

卷心菜食用方法很多，可炒、可凉拌、可做汤，还可以作成酸辣、糖醋、酱爆多种口味。卷心菜的菜肴有：火腿炒卷心菜、醋溜卷心菜、糖醋卷心菜、素炒卷心菜、卷心菜豆腐汤及卷心菜馅包子、水饺，与白萝卜丝、海带等，加上调料，也不失为一盘可口的美味食疗品。

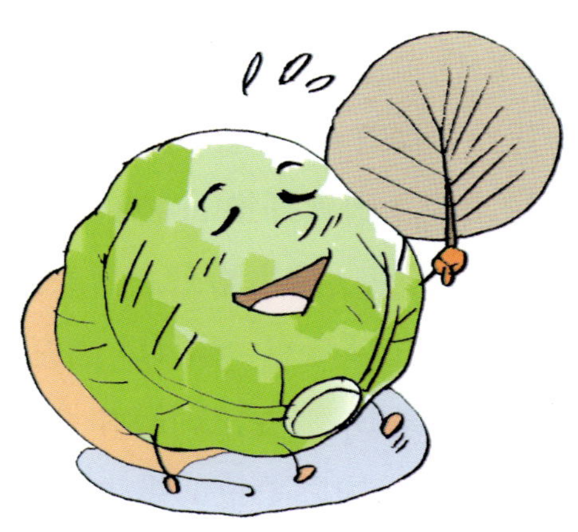

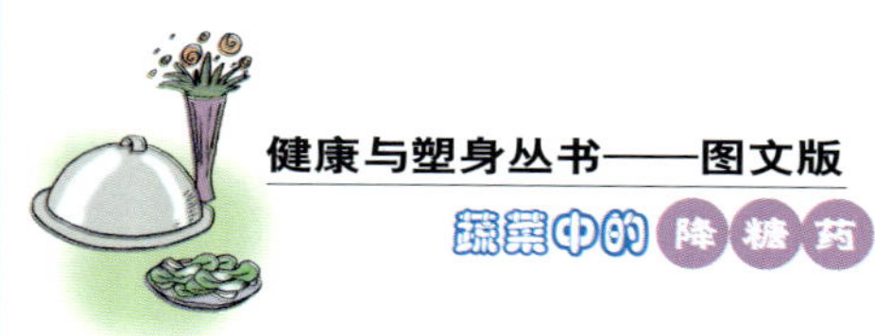

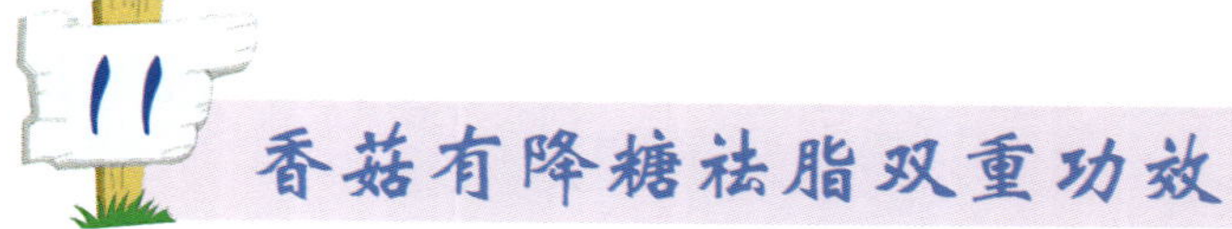

11 香菇有降糖祛脂双重功效

香菇为“山珍”之一。古往今来，人们均将香菇视为保健、祛病的最佳蔬菜。

香菇，又名香蕈、冬菇，是食用蘑的一个优良品种，肉厚、边圆软，味芳香持久，为白蘑科香菇属中典型木腐性伞菌。

香菇营养全面、丰富。据测，香菇每100克中含蛋白质20.6克、膳食纤维1.4克、脂肪1.8克、维生素B_1 0.32毫克、维生素B_2 0.72毫克、尼克酸18.9毫克、钙124毫克、磷415毫克、铁25.3毫克，以及维生素B_{12}、麦角固醇和维生素D原，1克香菇中含有128国际单位的维生素D。香菇中

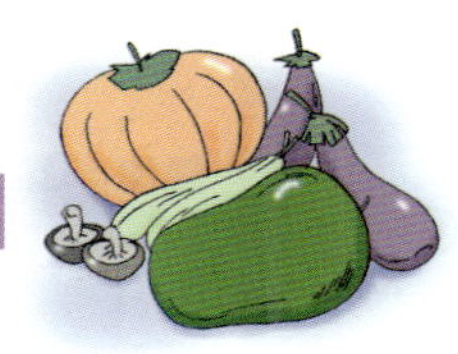

还含有30多种酶和几十种氨基酸，这些都是人体内所必需的营养素，特别是对糖尿病以及合并高血压、冠心病、高血脂等病人是良好的食疗品。

香菇含丰富的膳食纤维，有助于降血糖和降血脂。膳食纤维是一种不产生热量的多糖，现代医学研究证明，纤维能刺激胰岛素的产生，并可减缓糖类的吸收，而使葡萄糖的释放缓慢，可以减少突然的大量需要胰岛素。据试验，针对糖尿病患者采用高纤维饮食，大约可使病人胰岛素和药物的使用量减少50%；一些轻症病人，甚至可以终止使用

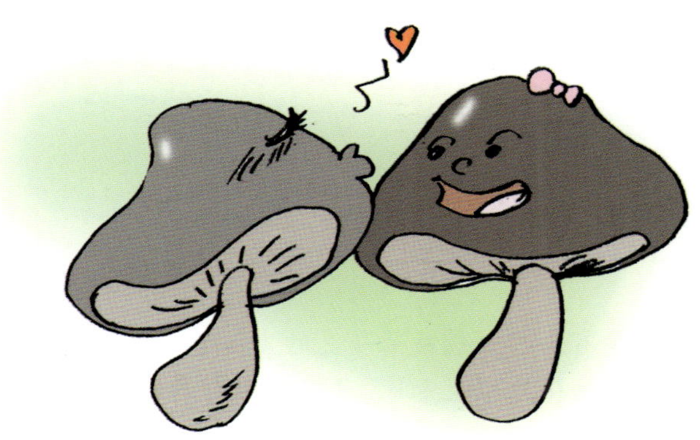

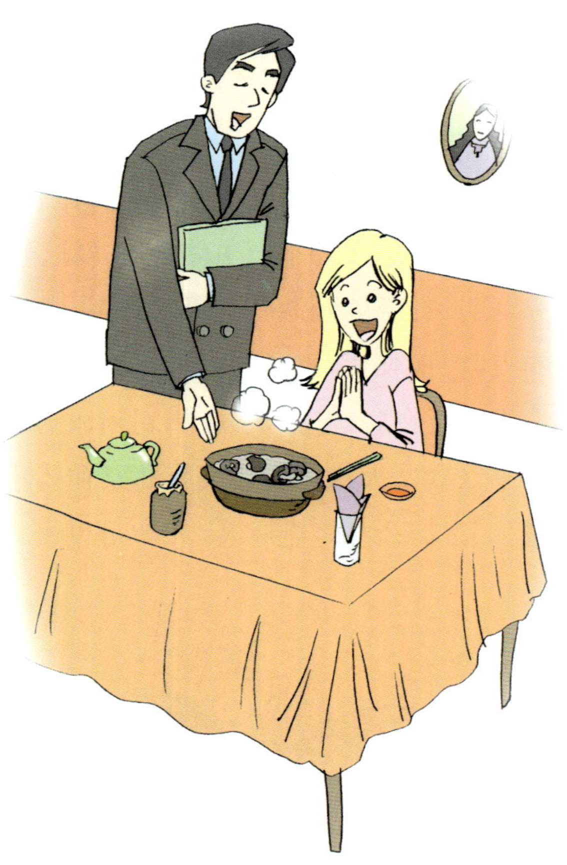

香菇中有一种一般蔬菜缺乏的麦甾醇，它经太阳紫外线照射后，会转化为维生素D，可促进体内钙的吸收，并能增强人体的抗病能力。

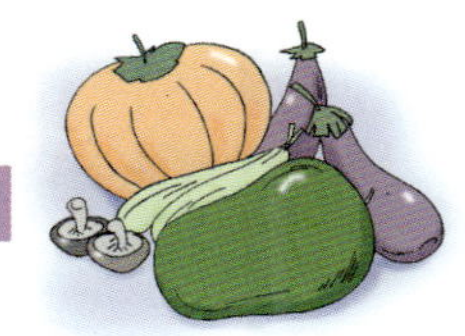

药物。膳食纤维还可以促进胆固醇的排泄，降低血清胆固醇水平，有助于降血糖和降血脂。故适宜糖尿病及合并高血压、动脉硬化的病人。

香菇中所含的维生素 B_1、维生素 B_2、维生素 B_{12}、尼克酸等有助于缓解神经系统症状，特别是维生素B对糖尿病及其并发症的防治更加有益；香菇中所含丰富的钙、磷、维生素D原是糖尿病引起的骨质疏松病人的最好食疗品。

此外，日本、美国科学家经研究发现，香菇中含有1，3－β－葡萄糖苷酶，它能提高机体抑制癌瘤的能力。香菇中还含有干扰素诱发物，可促使机体产生干扰素，能强烈地抑制病毒的增殖，甚至对某些植物病毒的感染抑制率达到80%～95%，这给人类预防各种疾病开辟了新的途径。

祖国医学认为，香菇性味甘平、无毒。有补气益胃、排痘毒的功效。《日用本草》记载："益气、不饥，治破风血"。《本草逢原》中记载："大益胃气"。《现代实用本草》称："为补偿维生素D的药

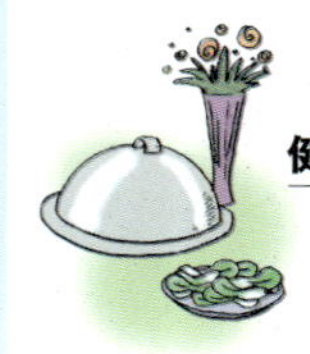

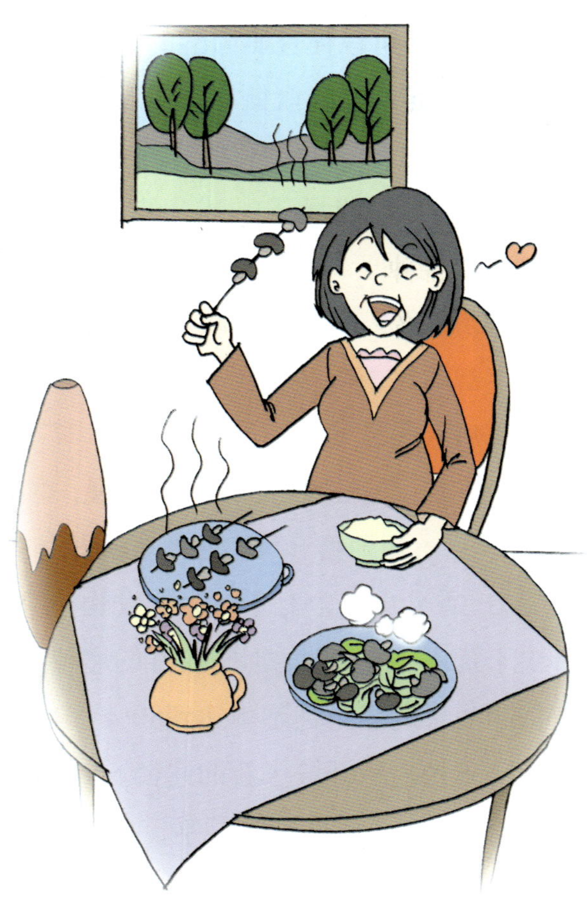

香菇在烹饪中运用较广，可用于卤、拌、炝、炒、烧、炖、炸、煎等。既可作主料，也可作多种原料的配料。

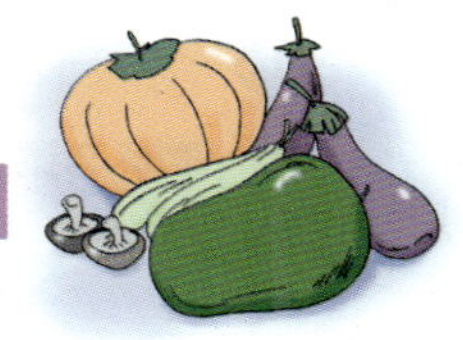

剂，预防佝偻病，并治贫血”。故，凡高年体弱，久病气虚，症见气短乏力，食欲不振，小便频数或不禁者，宜为食疗佳品。还可用于小儿痘疹干瘪，及体虚者。

香菇适应各种烹饪，荤素均可，冷热听便，可烧、可煮、可做馅，如香菇油菜芯，香菇烧豆腐、香菇烧竹笋、肉末香菇包子，香菇木耳馅水饺等，既能让您大饱口福，又可保健治病，真是何乐而不为。

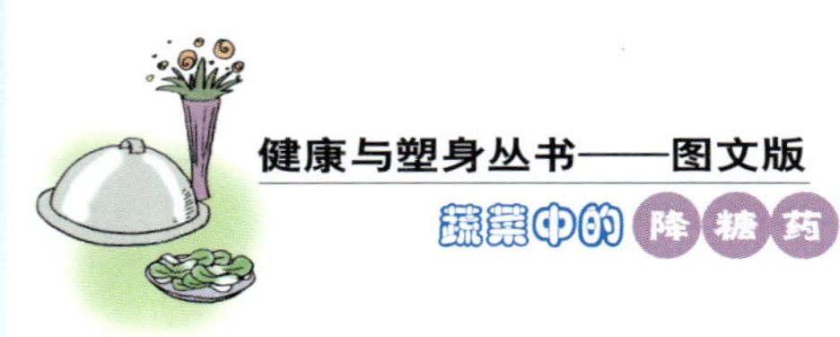

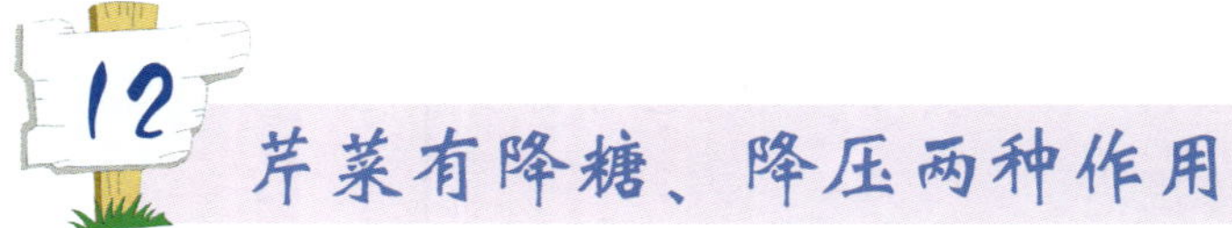

12 芹菜有降糖、降压两种作用

芹菜分水芹、旱芹两种。药用以旱芹为佳。旱芹香气较浓，又称香芹。它原产于地中海沿岸沼泽地区和瑞典、埃及等国家，后传入我国。由于我国国土面积广大，目前全国各地均有栽培，一年四季都可上市。

经测定，每100克芹菜中含有蛋白质2.2克、脂肪0.3克、糖1.9克、钙160毫克、磷60毫克、铁8.5毫克、胡萝卜素0.11毫克，还含有大量的纤维素、维生素A、维生素B、维生素D、维生素E及芹菜碱、芫荽甙、甘露醇等活性成分。所含的挥发油对中枢神经具有安定和抗痉挛作用。所含

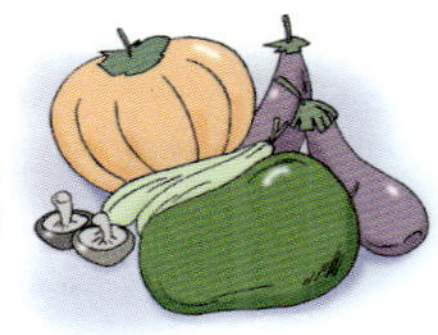

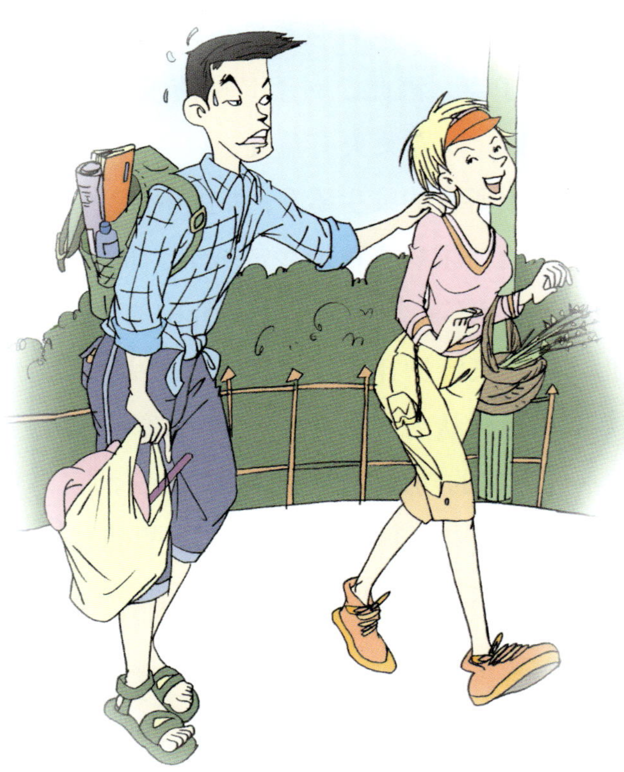

的粗纤维能刺激胰岛素缓慢释放，这对糖尿病有防治作用。

芹菜还有加速脂肪分解的作用，有科学家研究，利用芹菜中含有的一种能促进脂肪加速分解

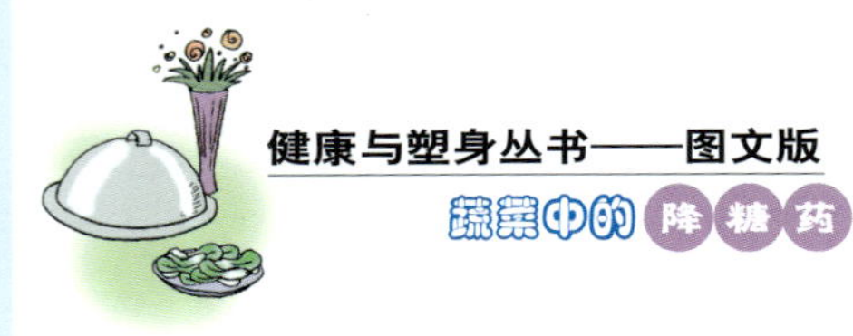

的化学物质，使受试者吃芹菜后体重在周内减轻3.6～4.9千克。因此，对于Ⅱ型糖尿病合并肥胖症患者来说，吃芹菜大有益处。

芹菜中所含的维生素C、维生素B、维生素D等亦是防治糖尿病不可缺少的成分。而芹菜叶中所含的维生素C和胡萝卜素比茎秆中的含量还多，因此，将芹菜叶抛弃不吃，实在是一大浪费。

祖国医学认为，芹菜性味苦、微寒。有清热利湿，平肝凉血的功效。《卫生简讯》称："清胃涤热，通利血脉，利口齿润喉，明目通鼻，醒脑健胃，润肺止咳"。《本草推陈》记载："治肝阳头昏，面红

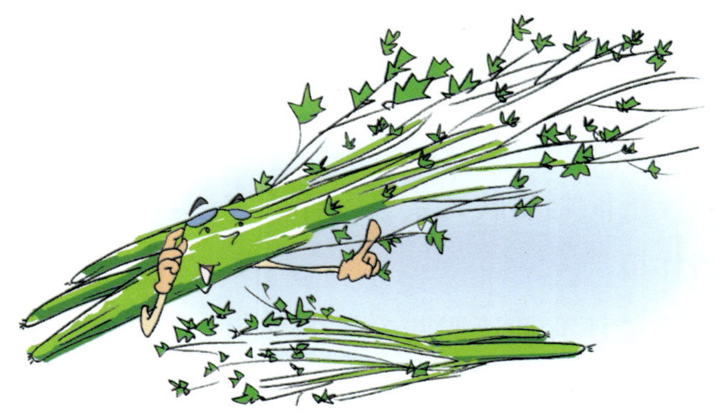

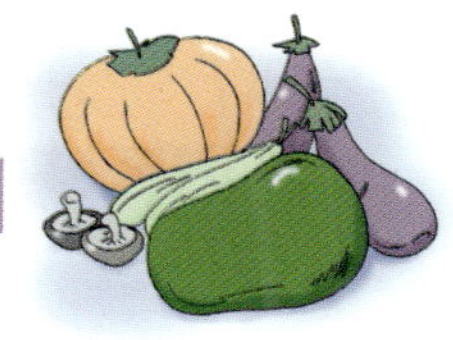

耳赤、头重脚轻、步行飘摇等症”。故，鲜芹菜水煎剂有降低胆固醇及血压的作用，凡肝热上扰，症见头痛眩晕、目赤目痛，尤其是高血压、冠状动脉硬化、心脏病患者，宜做辅助食疗。此外，生捣外敷，可治痈毒。

芹菜的食法很多，是中餐、西餐的常用菜。可以生食、做汤，亦可炒、涮火锅，可用于盘菜的点缀和烹调鱼、虾等水产品的调料。可用于糖尿病的菜肴有，芹菜苦瓜汤、芹菜拌花生米、西芹百合、芹菜虾仁煲、凉拌芹菜、胡萝卜丝等。

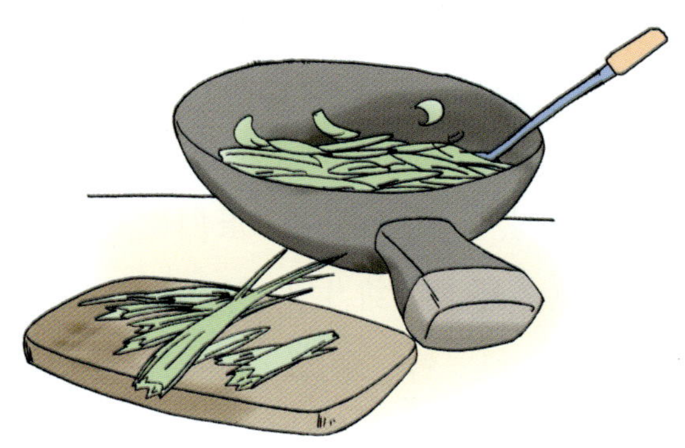

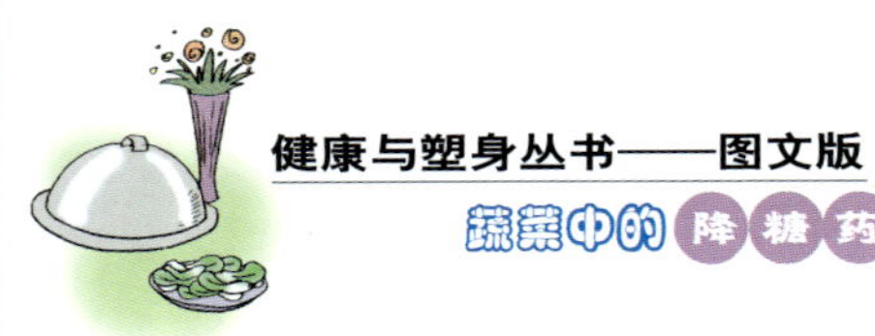

13 为什么常吃冬瓜好

冬瓜原产于我国南部及东印度，在我国栽培历史悠久，全国南北各地均有栽培。在蔬菜市场上冬瓜有青皮、白皮、黑皮三种类型。

冬瓜又称东瓜、白瓜、桃瓜等。一般去瓜皮、瓜瓤食用。冬瓜营养价值较高，含有各种维生素、无机盐等。据测定，每100克冬瓜内含膳食纤维0.88克、维生素C 2.2毫克、蛋白质0.5克、尼克酸0.4毫克，还含有维生素B_1、维生素B_2、胡萝卜素以及钙、铁、锌、磷等，这些都是人体所必需的营养素。此外，冬瓜含钠量低、不含脂肪，并含有大量的丙醇二酸，能防止人体内的脂肪堆积，

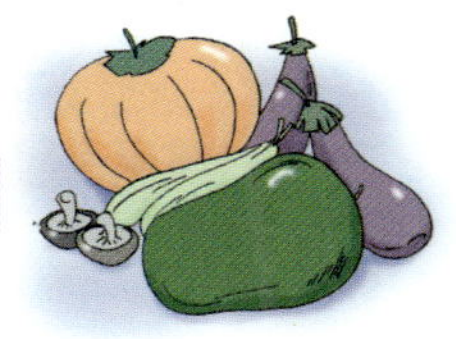

对糖尿病、肥胖症有辅助治疗作用。

中医学认为，冬瓜性味甘淡、微寒。有清热利尿，解毒、生津的功效。《名医别录》中记载：“主治小腹水胀，利小便，止渴”。《日华子本草》中记载冬瓜：“除烦，治胸膈热，消热毒病肿”。《滇南本草》称冬瓜：“可治痰吼气喘，清肺养阴，益胃生津。又解远方瘴气，又治小儿惊风”。《本草再新》记载：“清心水，泻脾火，利湿祛风，消肿止渴，解毒化热”。故，凡因湿热所致水肿胀满，水泻、痢疾、小便不利者，或痰火哮喘者，可食冬瓜。见发

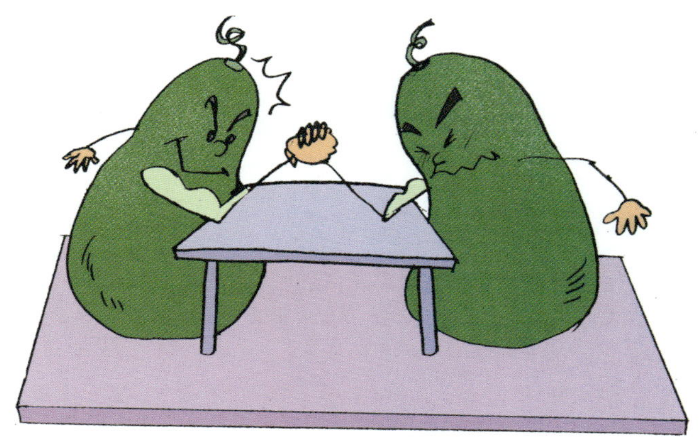

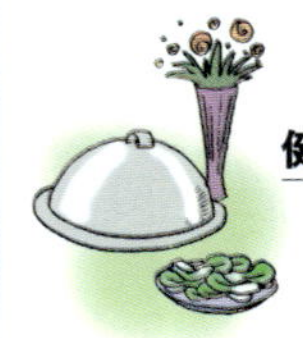

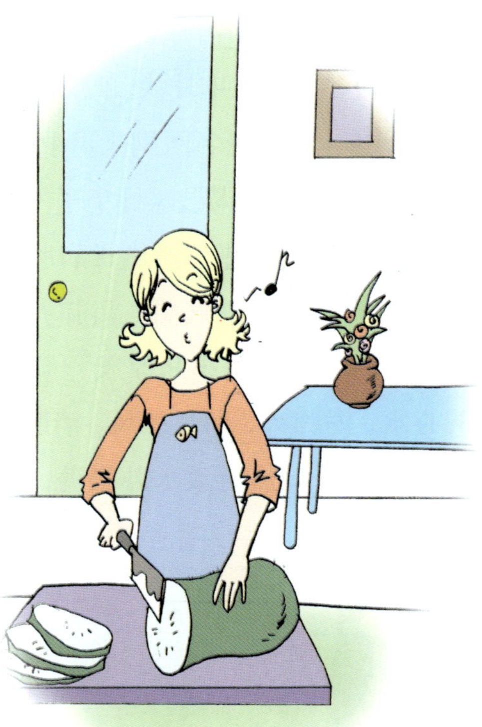

蔬菜中富含水分的蔬菜属瓜类蔬菜，而含水量名列蔬菜榜首的是冬瓜，高达96.6%。这些瓜里的水，是经过多层生物膜多次过滤的水，是地道的天然、洁净、营养和具有生活活性的饮用水。常食冬瓜除补水、补钾有降低血压作用外，同时有独立地保护血管的作用。

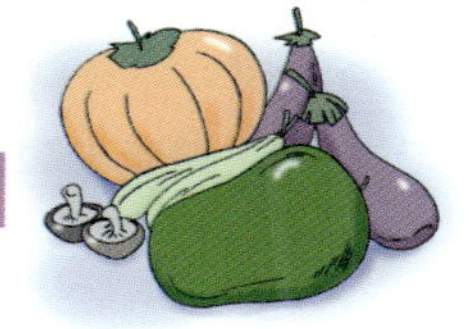

热口渴及小儿惊风，糖尿病患者，均可做辅助食疗。生冬瓜外敷，可治疮痈红肿、痱毒。捣汁饮，能解鱼毒、酒毒。

此外，冬瓜籽含有皂碱、脂肪、尿素、瓜氨酸等，有润肺、化痰、消痈、利尿作用。冬瓜籽仁25克加上糖适量捣烂研细，开水冲服，一日2次，可

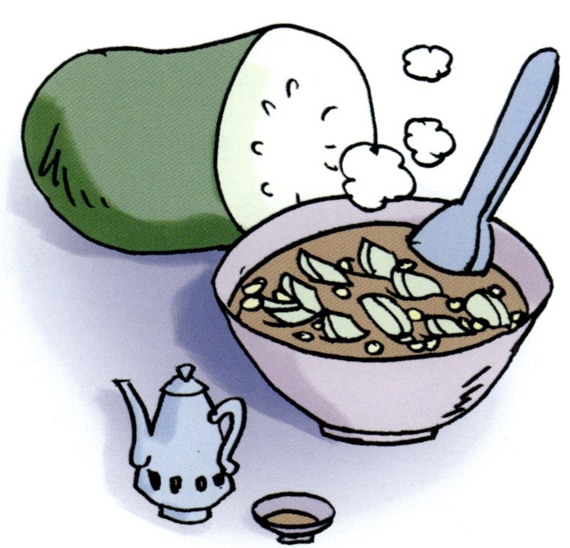

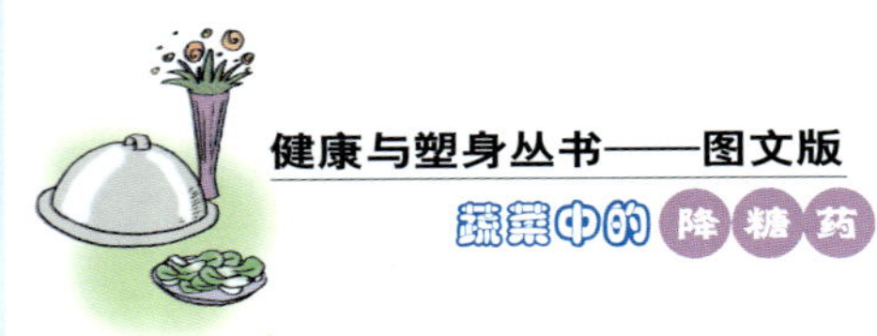

治百日咳、支气管炎等。冬瓜皮可利水消肿，用于治疗肾性水肿恢复期、服其煎剂者尿量明显增加。冬瓜可治热积泻痢。取冬瓜叶嫩心，和面煎饼食之，亦有治肿毒、蜂蛰。冬瓜藤煎水洗对脱肛有效，还可解木耳中毒。

冬瓜的食用方法很多，可烧、蒸、煎、炸、煮、烩，并可加工成蜜饯果脯。将冬瓜去瓤，刻上图案，然后填入鸡丝、蟹肉、干贝、虾仁等入蒸笼蒸烂供食，这道菜叫“冬瓜盅”。此外，还有琥珀冬瓜、金银冬瓜、冬瓜汤、炝冬瓜条、醋椒里脊冬瓜汤等。

总之，糖尿病患者常食冬瓜是大有益处的，具有预治糖尿病作用。冬瓜是帮助您治愈糖尿病的佳蔬。

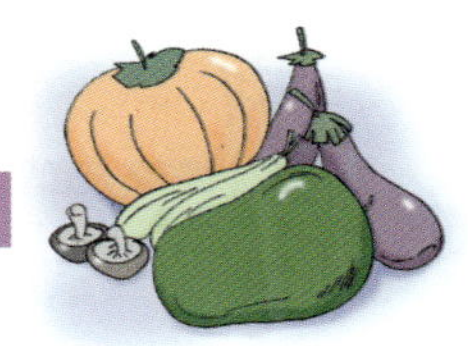

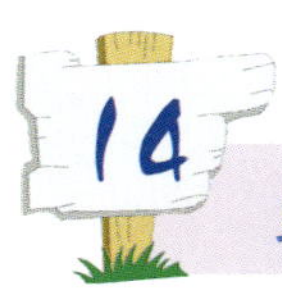

丝瓜有何功用

丝瓜早载于古籍。李时珍的《本草纲目》称："丝瓜唐宋以前无闻，今南北皆有之，以为常蔬"。按此推断丝瓜传入我国至少有近千年的历史了。

丝瓜异名布瓜、无罗。国内外营养专家研究发现，每100克丝瓜含膳食纤维0.723克、蛋白质1.2克、胡萝卜素108微克、维生素B_1 0.024毫克、维生素B_2 0.048毫克、维生素C 6.02毫克、维生素E 0.27毫克、含钙16.87毫克、铁0.84毫克、磷15.66毫克、硒0.337微克，丝瓜的汁液含皂甙黏液、木聚糖、瓜氨酸等，是一种低脂肪、低热量、含钾等元素高的一种营养全面的蔬菜，它不但对

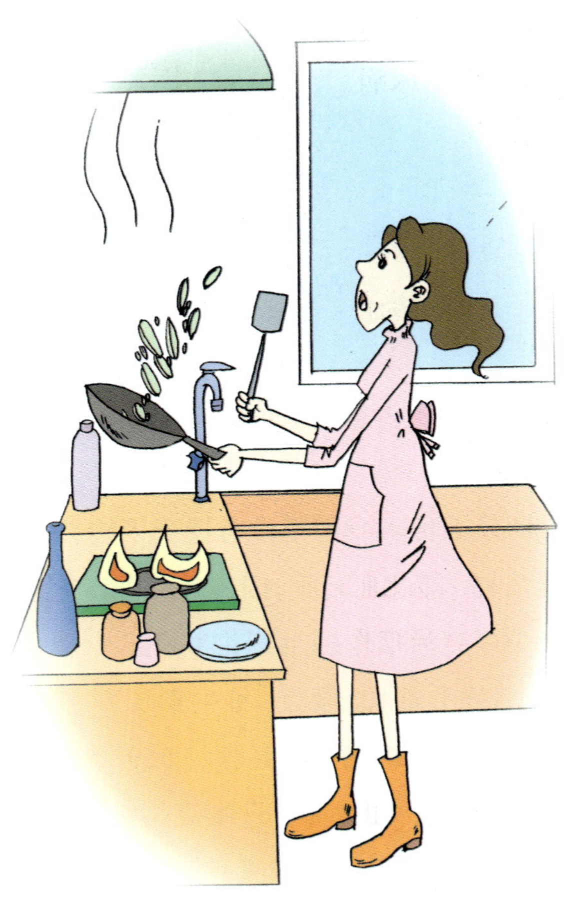

旺火速炒、锅内温度高，翻动勤，受热均匀，可防止蔬菜组织失水过多，造成可溶性营养成分损失。

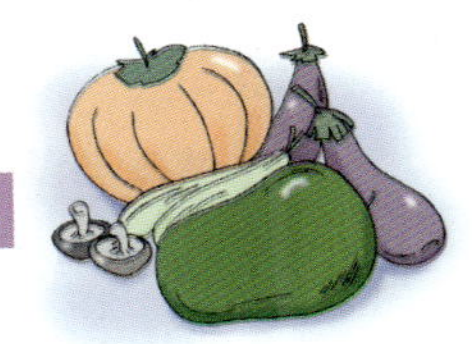

人的身体有保健作用，对多种疾病还有治疗的作用，尤其适宜糖尿病患者用以食疗，对中老年Ⅱ型糖尿病合并高血压病或皮肤病患者尤其适用。

中医学认为：“丝瓜性味甘、凉，有清热凉血，化淤，解毒的功效”。《本草纲目》记载：“煮食除热科利肠。老者烧存性服，祛风化痰，凉血解毒，杀虫，通经络，行血脉，下乳汁。治大小便血，痔漏崩中，煮积，疝痛卵肿，血气作痛，痈疽疮肿等”。故，凡因湿热迫血，症见热前，血淋，黄疸，肠风便血，崩漏带下者，可做辅助食疗。丝瓜焙研内服或生捣外敷，能化血，消痈肿，对乳痈、恶疮、痔漏、疝痛等有治疗作用。

此外，丝瓜藤可治腰膝、四肢麻木、月经不调、水肿、鼻渊。丝瓜叶可治痈疽，疔肿、疮癣、蛇咬、烫火伤等。外用可止血、消炎。新鲜丝瓜叶可擦治顽癣，干燥后可作皮肤创伤止血药。丝瓜籽可治肢面浮肿、血淋、肠风、痔漏。黑丝瓜籽还有驱蛔虫的作用。

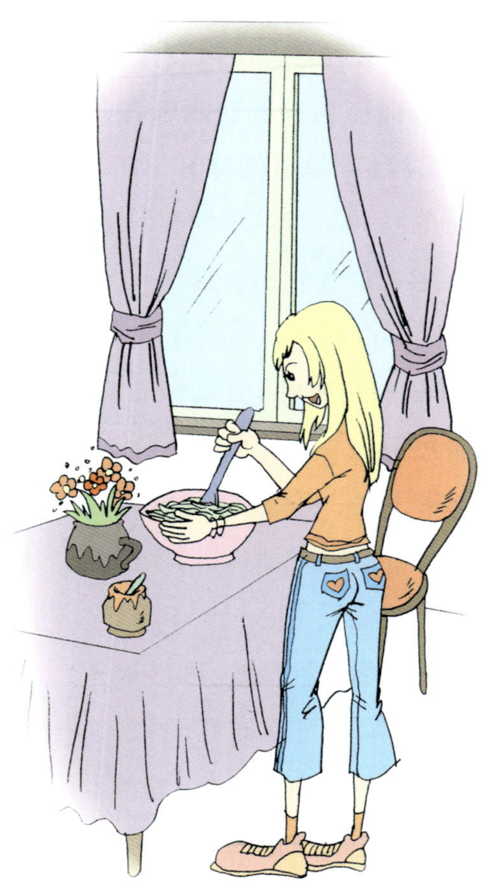

赤日炎炎，食欲不振，丝瓜佐餐，开胃消暑，清热解毒。

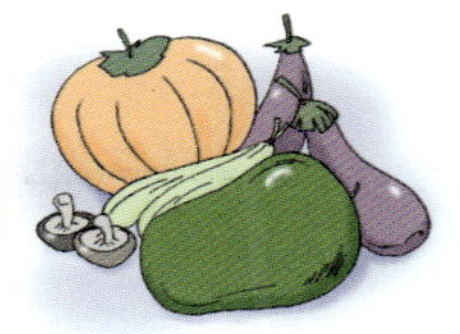

用丝瓜做的菜肴有菱肉丝瓜、干贝丝瓜、滚龙丝瓜、肉片丝瓜汤、丝瓜烩草菇等，这些菜肴都有降血糖、降血脂、降血压的作用，适用于糖尿病患者及合并高脂血症或高血压病患者。

丝瓜虽是佳蔬，但体虚内寒者慎用。

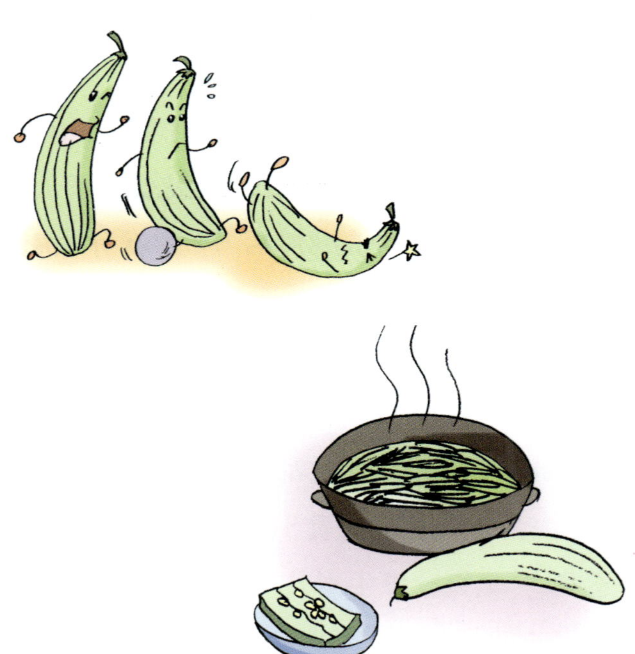

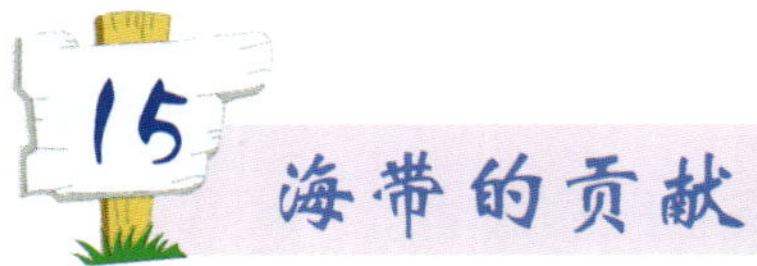

15 海带的贡献

海带又名海草、昆布。在我国出现至少有2 000多年了，海带的药用价值在古代就受到了人们的重视，早在晋代葛洪的《肘后方》中就有“海藻酒方”的记载。宋代的《嘉佑本草》还记载着海带的药用。

据科学家研究证明，海带含有60多种营养成分，仅此一点，足以对它刮目相看了。据测定，每100克海带中含有蛋白质8克、脂肪0.1克、胡萝卜素0.57毫克、维生素B_1 0.09毫克，维生素B_2 0.36毫克，烟酸1.6毫克、钙1 177毫克、铁150毫克、磷216毫克、碘24毫克、纤维素4克，还

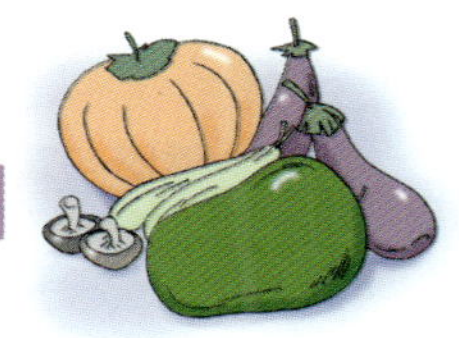

含有甘露醇，以及钾、锌、钴、氟等元素。这些都是人体所必需的营养素。

现代医学证明，海带中含有的有机碘，有类激素样作用，能提高人体内生物活性物质的活性，促进胰岛素及肾上皮质激素的分泌，促进葡萄糖和脂肪酸在肝脏、肌肉组织中的代谢和其他作用，从而发挥降血糖和降血脂的作用。海带中含碘高达24毫克，是很多水陆蔬菜不能比拟的。钙和磷都是

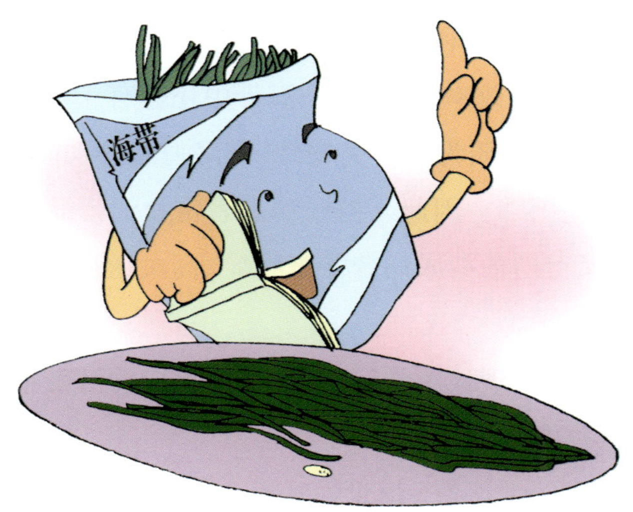

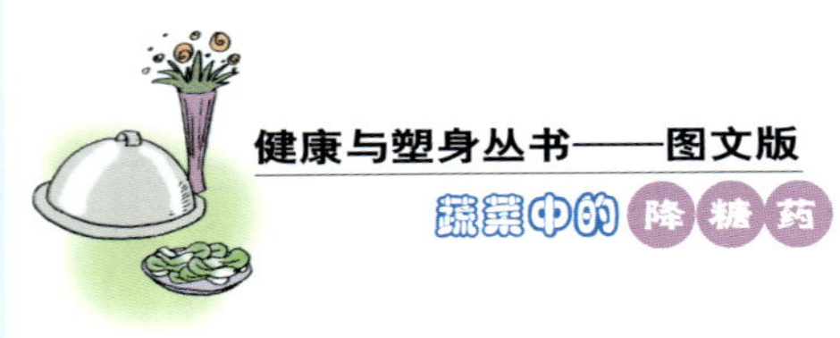

人体中不可缺少的元素，糖尿病易引起骨质疏松症，原因是糖尿病患者由于肾小管滤过率增加对钙的严重丢失，而造成钙的不足，磷与维持体内酸碱平衡有关。由于糖尿病人尿中丢磷造成磷的缺乏，进而影响了酸碱的平衡，影响了糖尿病的骨代谢。所以，糖尿病病人要大量及时从饮食中补钙和磷，而海带每100克中含钙1 177毫克、磷216毫克，正是糖尿病患者的补钙、补磷的食疗佳品。

从海带中提取的褐藻氨酸，经动物实验有降压作用，有人利用海带根粉治疗110例高血压患者，降压有效率达76.4%；海带中还含有一种淀粉硫酸脂的物质为多糖类物质，有降血脂的功能，并可防止肥胖。因此，糖尿病患者常食海带既可降糖，又可防治糖尿病合并肥胖症、高血压和高血脂等病。

此外，现代医学证明，海带中提取的海带精具有抗癌的作用。

中医学认为，海带性味咸、寒、无毒。有清热

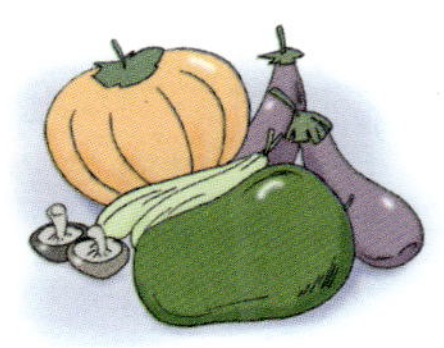

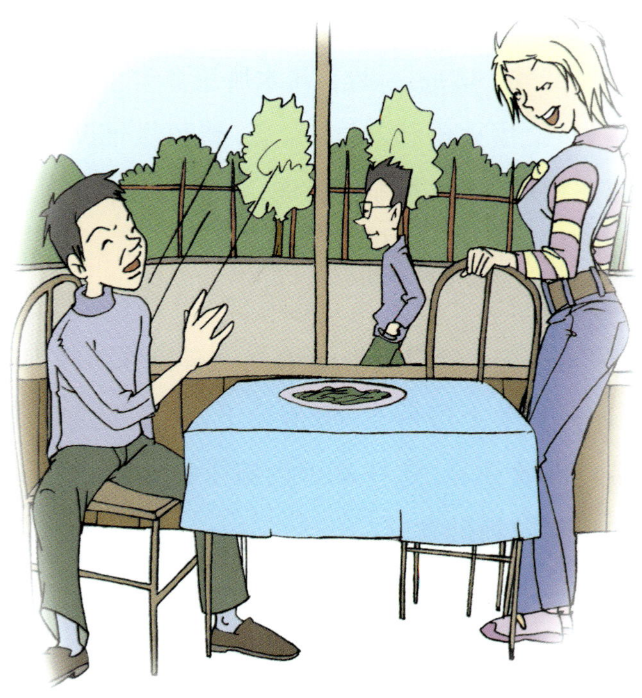

海带素有“长寿菜”、“海中蔬菜”和“含碘冠军”的美誉，是保健长寿食品。

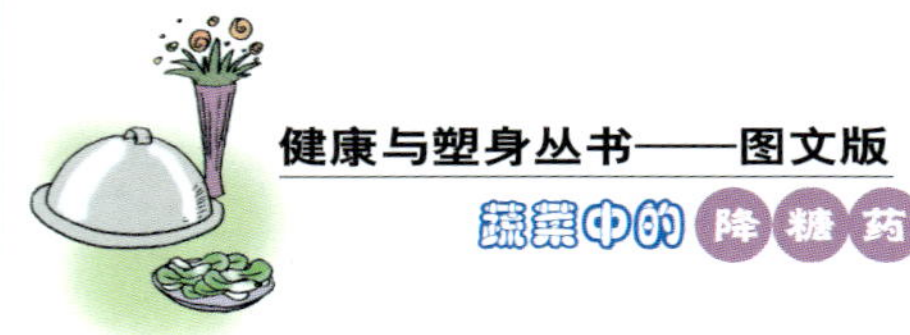

利尿，软坚，消瘦。《现代实用中药》中记载：“治水肿，淋疾，湿性脚气。又治甲状腺肿，慢性气管炎、咳嗽”。《名医别录》记载：“主治十二种水肿，瘿瘤聚结气，瘘疮”。故，凡水肿膨胀，小便不利，淋病脚气；痰火蕴肺，咳嗽喘息，皆可做辅助食疗。凡瘰疬瘿瘤、睾丸肿痛、瘘疮，及高血压、高血脂、动脉硬化有治疗作用。

海带食法不算太多，如炖食、红烧、凉拌、炒食、蒸食、配汤等。海带做的菜肴有凉拌蒜味海带丝、凉拌胡萝卜海带丝、海带烩干菇、海带黄豆汤、海带瘦肉丝汤等。这些都可供糖尿病人，及其他疾病的患者做辅助食疗品。

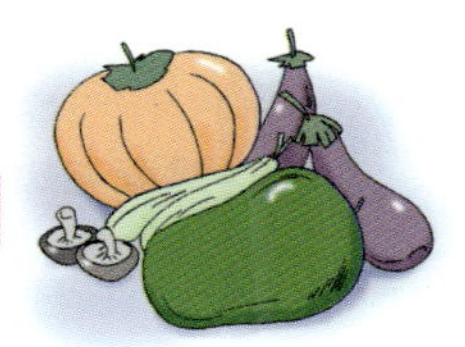

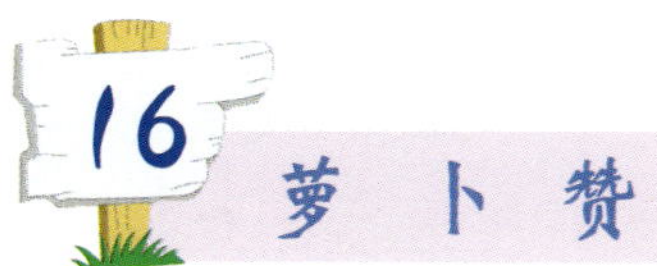

16 萝卜赞

萝卜学名称莱菔，有一味中药莱菔子即指萝卜籽。萝卜为十字花科萝卜属的一二年生草本植物。瓤为肉质瓤，有圆锥形、圆球形、长圆锥形、扁圆形等。肥厚多肉，有白、绿、红、紫等色。全国各地均有栽培。

萝卜营养成分较丰富。据测定，每100克白萝卜中含有膳食纤维1克、蛋白质0.9克、维生素B_1 0.02毫克、核黄素0.03毫克、尼克酸0.3毫克、维生素C_2 1毫克、维生素E 0.92毫克、含钙36毫克、铁0.5毫克、锌0.30毫克、磷26毫克、硒0.61微克、还有锰、甲硫醇、香豆酸、阿魏酸、多

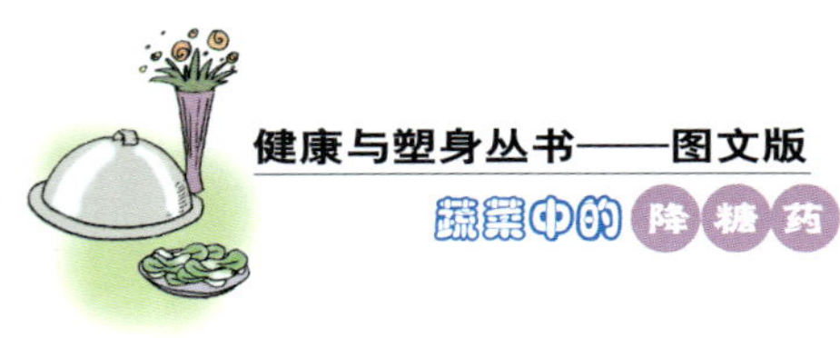

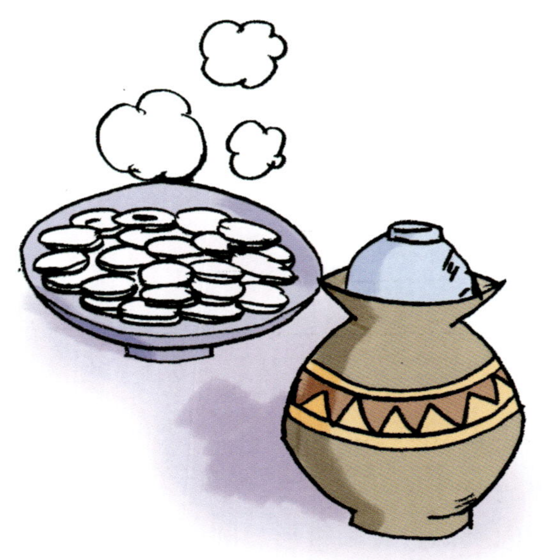

种氨基酸等。这都是人体所必需的营养素。

现代医学研究认为，萝卜所含的香豆酸等活性成分有降血糖作用，能防治糖尿病。萝卜还有降低血胆固醇，预防冠心病、高血压病的作用，还可促进脂肪代谢。所以，对糖尿病合并冠心病、高血压患者更是有益。

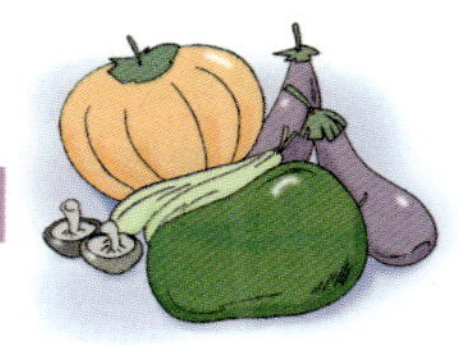

萝卜中所含的粗纤维不但可以刺激胰岛素的产生，减缓人体对糖类的吸收，而使葡萄糖的释放缓慢。它还含有一种酶，能分解人体消化道的致癌物质——亚硝酸胺，并使其失去作用。萝卜中含的木质素可提高人体内吞噬和消灭癌细胞的功能。

萝卜籽内的脂肪油和挥发油有抗菌作用，对葡萄球菌和大肠杆菌有显著的抑制作用，并可对抗链球菌、肺炎球菌的生长。对老年慢性支气管炎疗效极为理想。

萝卜缨中所含钙、铁、维生素A、维生素C等高于萝卜本身，亦是糖尿病患者的佳蔬。

祖国医学认为，萝卜性味辛甘、凉。有下气化痰，化积宽中的功效。《唐本草》记载："散服及泡煮服食，大下气，消谷，祛痰癖；生捣汁服，主消渴，散瘀血，甚效"。故，凡肺热痰火，咳喘痰多，肺痨咳血，痰热吼闭，失音不语，皆宜食用。凡食停不化，气血瘀阻，症见脘腔胀满，呕吐反酸，痢后腹痛者，常食可健脾胃，助消化，生捣取汁液外

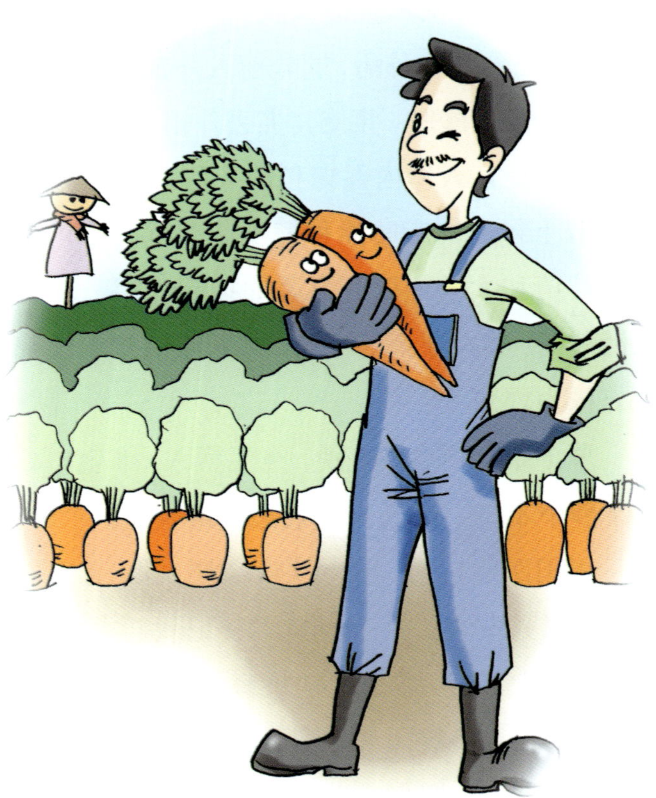

萝卜味甜，脆嫩、汁多，“熟食甘似芋，生吃脆如梨”。

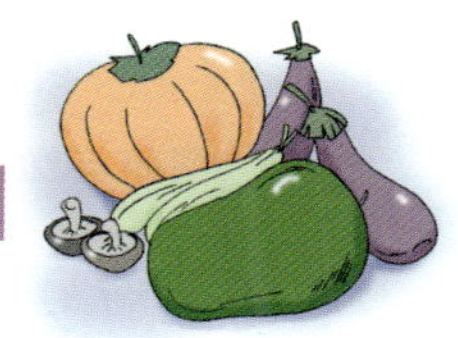

涂，治打伤及烫火伤。

萝卜食用比较普遍，其食用方法很多，可生吃、热食、酱、泡、腌、干食，亦可做汤，做馅等。常见的菜肴有红烧萝卜、肉片烧萝卜、花椒炒萝卜、麻辣萝卜丝、蛏干烧萝卜等。

萝卜虽然营养价值高，可治许多疾病，但萝卜性偏凉，凡脾胃虚寒者应慎食。

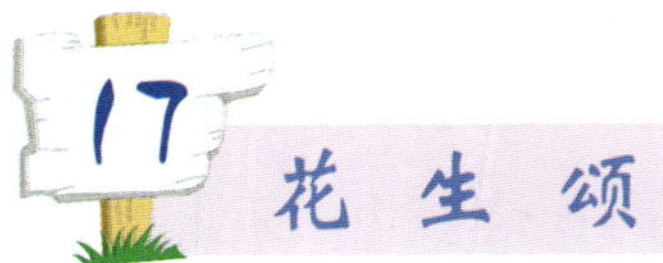

花生颂

花生自古以来就被人们称为“长生果”，“素中之辈佳品”，可见其营养之丰富。

花生又名落花生、地果、长生果、番豆、落花参。

据营养学家测定，每100克生花生中含蛋白质25克、膳食纤维5.5克、胡萝卜素30微克、维生素B_1 0.72毫克、维生素B_2 0.13毫克、尼克酸17.9毫克、维生素C 2毫克、维生素E_1 8.09毫克、钙39毫克、铁2.1毫克、锌2.5毫克、磷324毫克、硒3.94微克。从营养成分来看，花生的营养是较全面的，特别是含维生素E、钙、磷较高。

维生素对维持人体正常代谢及调节生理功能

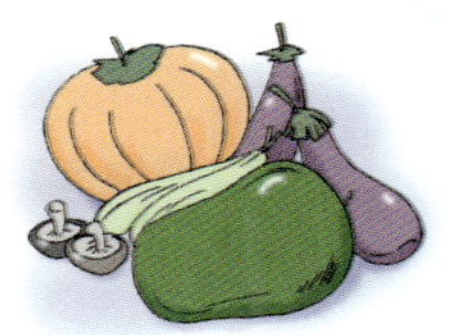

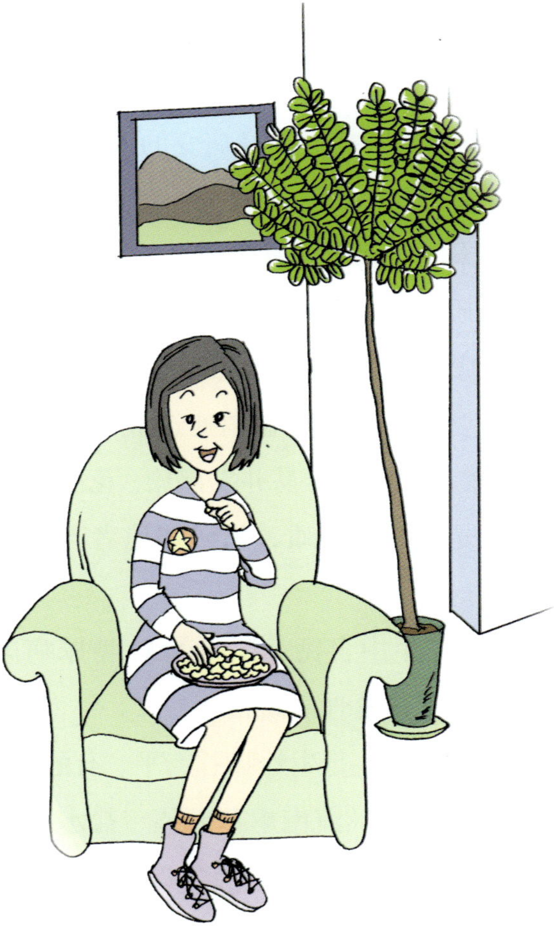

现代营养学家视花生为“超级植物油”。

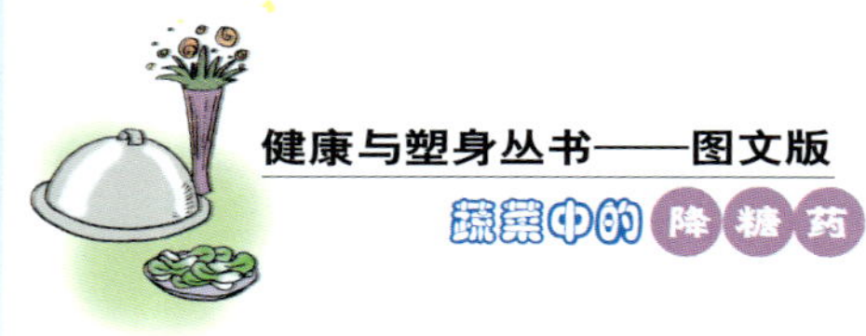

有非常重要的作用。糖尿病人由于限制饮食及吸收不良，造成营养损耗较多，容易出现各种维生素的缺乏，成为糖尿病性神经病变的诱因之一，有专家认为补充维生素 B_1、维生素 B_2、维生素 B_6，特别是维生素 E 等有助于缓解神经系统症状。

蛋白质对糖尿病影响很大，每克蛋白质提供热量为4 000卡。如蛋白质摄入量不足，就满足不了机体需要，使患者日益消瘦造成贫血，体力下降，免疫能力低下，容易并发感染。花生仁中所含的蛋白质是优质蛋白质，糖尿病患者若每日适量食用是有益处的。

此外，花生中含钙、磷都较高，糖尿病患者食用后可以防止并发骨质疏松等。

中医学认为，花生性味甘、平。有醒脾和胃，润肺止咳的功效。《滇南本草》称："盐水煮食治肺痨，炒用燥火行血，治一切腹内冷积肚疼"。《药性考》记载："生研用下痰，炒熟用开胃醒脾，滑肠，干咳者宜餐，滋燥润火"。故，凡脾胃不和，气机不

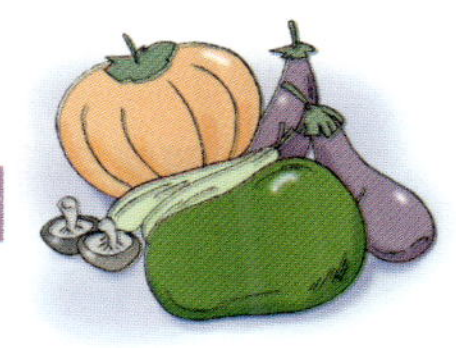

舒，食欲不振，脘腹闷满，均宜为食疗之品。煮食或煎汤可治肺痨燥咳，及久咳，积燥，小儿百日咳等。

另外，花生衣（红皮）对于血小板减少性紫癜，以及胃、肠、肺、子宫等内脏出血症，有明显的止血效果。

花生食法很多，可炒、煮、拌凉菜等。

将花生煮熟，芹菜切成段，用沸水焯一下，和花生同放盘里，放适量的麻油、盐、调拌食用，是糖尿病合并高血压的最好食疗方法。还有许多其他食法，如凉拌黄瓜花生米，花生银耳羹等。

但体寒湿滞及肠滑便泻者不宜食用。一般糖尿病人每日食用花生仁适量以不超过25克为宜。

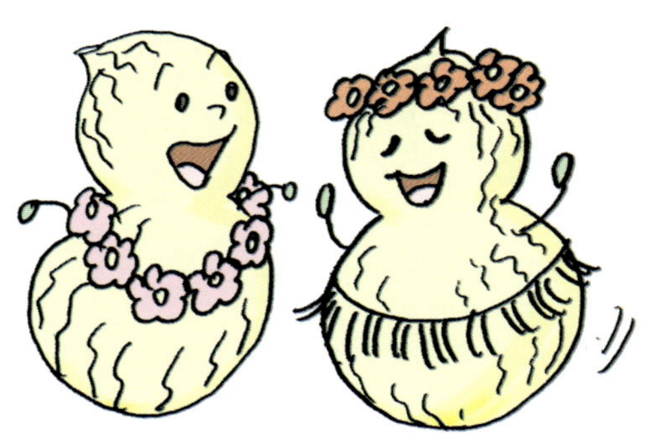

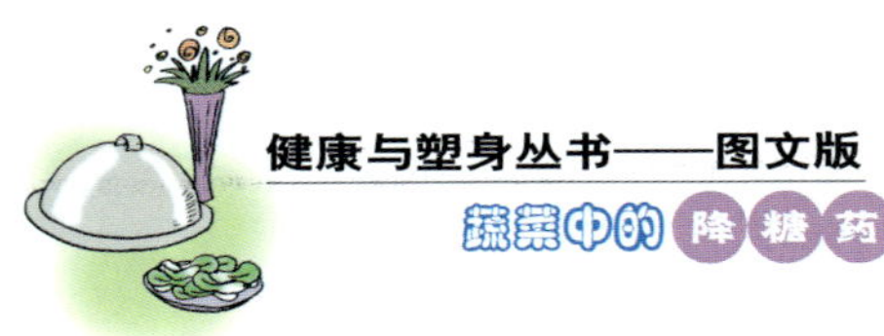

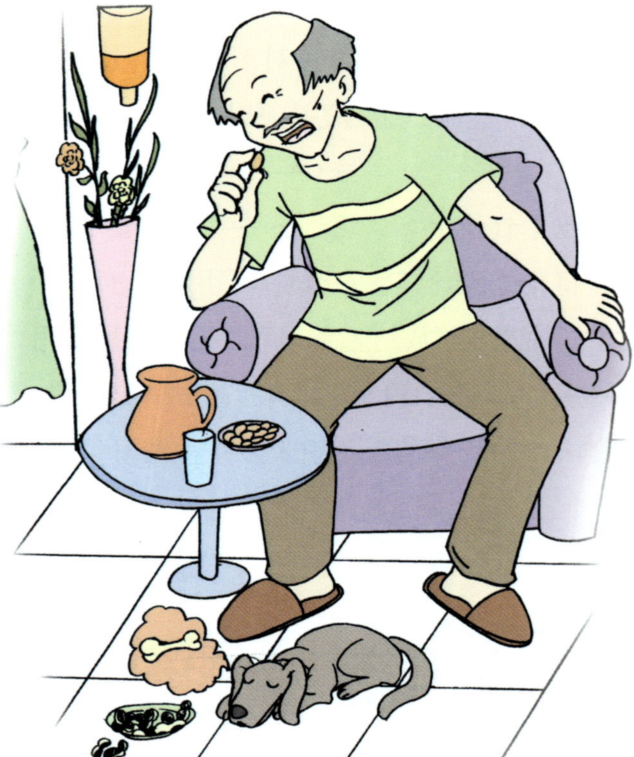

花生因有滋身益寿的作用，又叫做“长寿果”。

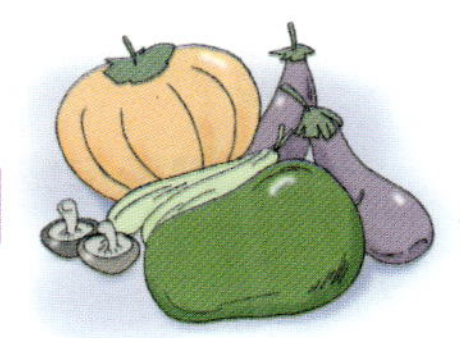

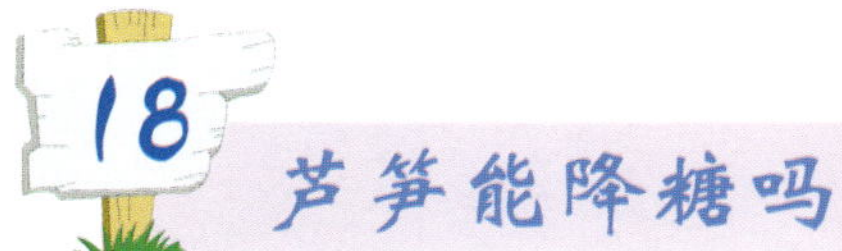

18 芦笋能降糖吗

芦笋为百合科天门冬属多年生草本植物，又称石刁柏、龙须菜、芦竹等，亦为人们餐桌上的蔬菜之一。它原产于欧洲、亚洲西部一带，尤以地中海东岸盐分含量高的土地生长最多。清朝末年经欧洲传入我国。目前，全国各地均有栽培。

芦笋早春出芦状嫩芽，出土前呈白色，见光后呈淡绿色或淡紫色，茎柔嫩，肉质为食用部分。

芦笋的营养成分非常丰富，每100克芦笋中含有蛋白质2.58克、脂肪0.34克、糖类3.6克、纤维素0.7克、矿物质1.8克，还含有大量的维生素A、维生素B、维生素C及多种微量元素硒、锰、

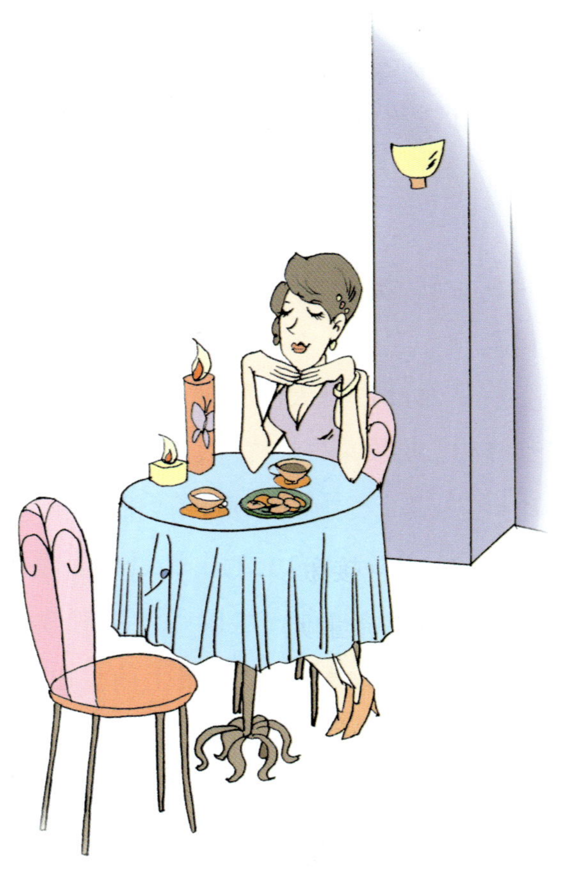

国际公认芦笋为“世界十大名菜之一”，常被列为“山珍”、“国宴佳肴”。

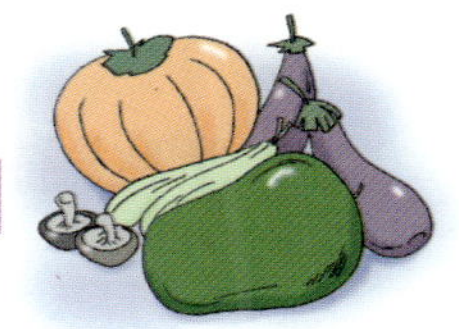

钼、铬等。此外，还具有保健功能的特殊营养物质，如天门冬酰胺、天门冬氨酸及甾体皂甙物质，以及芦丁、甘露聚糖、胆碱、叶酸无机盐和多种氨基酸等。

现代医学研究证明，芦笋是糖尿病及糖尿病合并高血脂、高血压、肥胖病及其他合并症患者的最佳食疗品之一。芦笋中含有一种香豆素的化学成分，具有降低血糖的药理作用。它可参与人体糖类转化，并具有分解葡萄糖产生热能的作用。人体组织中铬元素的含量缺乏时，会严重影响胰岛素之效能。铬能直接激活胰岛素，是正常糖代谢及脂肪代谢必需的微量元素，可纠正糖代谢及脂肪紊乱，能改善糖尿病患者的糖耐量，降低血糖。当体内铬显空虚时，胰岛素功能降低导致血糖异常升高，进而发生糖尿病。芦笋中所含的芦丁，可降低血压，软化血管，改善血液循环，防止动脉硬化及血管堵塞。所含高量的硒对心血管系统疾病、肝肾疾病、癌症有一定的治疗作用。所含的纤维素能促

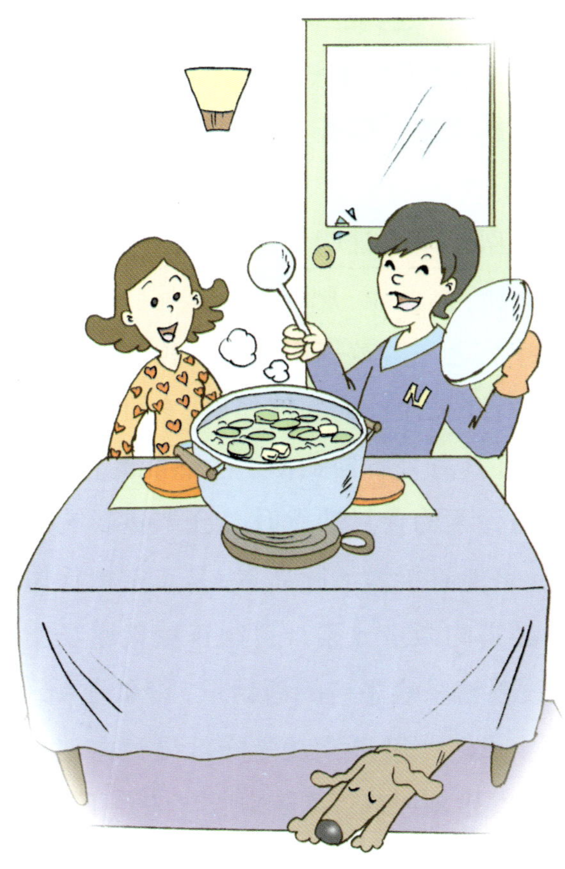

芦笋因含有甲基酮类和胺类等有机成分而略带苦味，因此，在烹调前应先切成段，用水浸泡30分钟后再下锅烹饪。

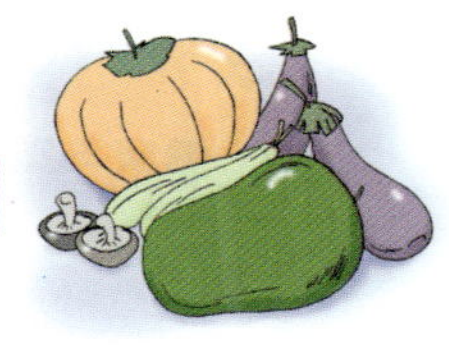

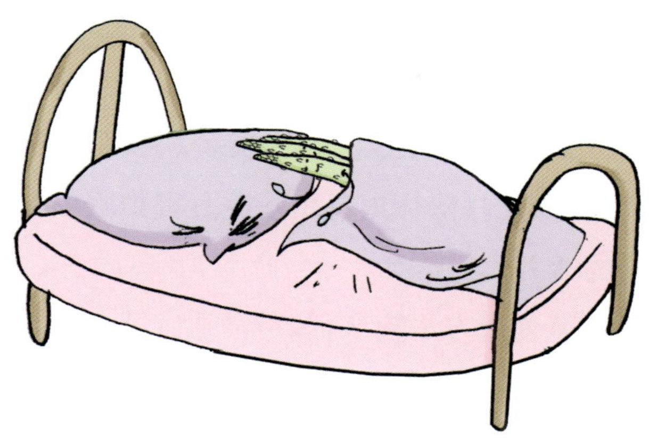

进肠胃蠕动，同样也可以刺激胰岛素的产生，并可减缓糖类的吸收。据试验，糖尿病人食用这种高纤维食物，大约可使病人胰岛素和药物的使用量减少50%。对于一些轻症病人，上述药物甚至可以终止使用。膳食纤维还可以促进胆固醇的排泄，降低血清胆固醇水平，也有助于降血糖和降血脂。综上所述，食用芦笋对糖尿病及合并症的其他疾病的患者是大有益处的。

中医学认为，芦笋性味微温，味苦、甘。有健脾益气、滋阴润燥、生津止渴的功效。凡消化不良、

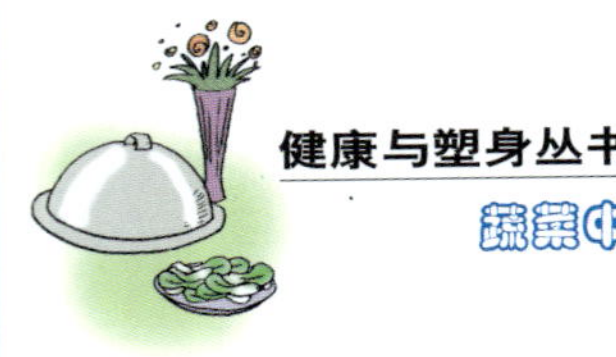

烦躁口渴、体虚、水肿等有治疗作用。适用于糖尿病、疲劳症、高血压、高血脂、动脉硬化、心脏病、肝炎、肾炎、膀胱炎、浮肿等疾病，还可以提高人体的免疫力，排除体内自由基等有害物质，抑制癌细胞的活力。

芦笋食用方法较多，绿芦笋适宜鲜食，质地脆嫩、味浓、清香、有独特风味。可做汤料，可炒、煮、炸、炖或凉拌；白芦笋适合加工做罐头。芦笋烹调前，先切成条，用清水浸泡20～30分钟，以去苦味。用芦笋做的菜肴有：清炒芦笋、凉拌芦笋、肉片炒芦笋、芦笋肉丝汤、芦笋炒鸡丁等。

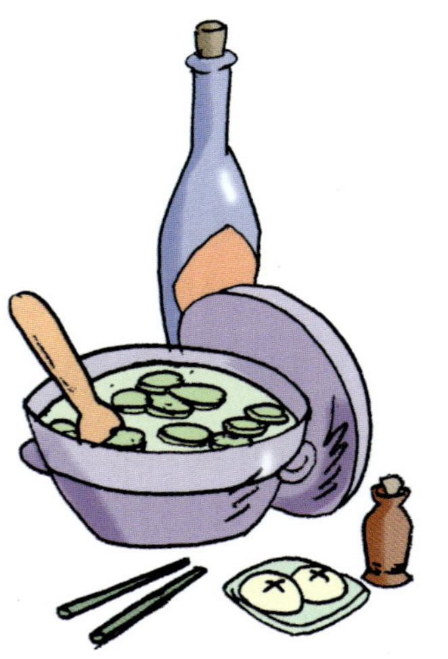

芦笋还可以加工成保健食品、保健茶，糖尿病患者可常食用，以期达到康复身体的目的。

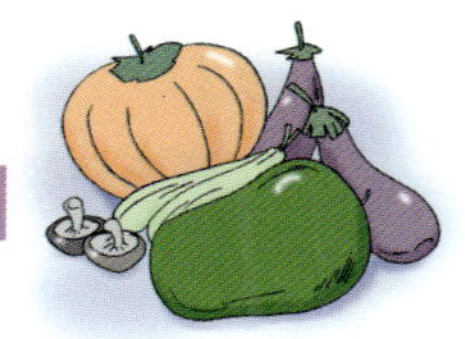

19 糖尿病人食胡萝卜好不好

胡萝卜为粮菜类蔬菜，其肉质根形状上的变异虽没有萝卜那样大，但营养却丰富。胡萝卜的种类很多，按色泽可分为红、黄、白、橙、红、橙黄、紫红和黄白色等多种。肉质根红色愈浓含胡萝卜素愈多。而在白色萝卜中则缺乏胡萝卜素。在同一肉质根中次生皮层中胡萝卜素的含量比心柱高得多。根据其肉质根的形状可分为圆锥形及圆柱形两种。

研究证明，每100克胡萝卜中含胡萝卜素4 150微克、蛋白质1.01克、脂肪0.2克、膳食纤维1.1克、碳水化合物7.7克、维生素B_1 0.04毫

克、核黄素0.03毫克、尼克酸0.6毫克、维生素C_1 3毫克、维生素E 0.42毫克，并且含钙32毫克、铁1.01毫克、锌0.24毫克、磷27毫克、硒0.63微克。这些都是人体中所必需的营养物质。

现代医学研究发现，胡萝卜有降糖作用。有人已经从胡萝卜中提取分离了一种降血糖的有效成分。胡萝卜还含琥珀酸钾盐，有降血压的作用。

胡萝卜素是维生素A原，维生素A的主要功能，一是构成视觉细胞的视紫红质，如果人体视紫红质合成减少，就不能感受弱光，到黄昏时则会视物不清，这是夜盲症的原因之一；其次是人体中缺乏维生素A，上皮就会干燥、角化，如泪腺上皮细胞受到影响，可发生角膜感染化脓，角膜软化、穿孔，甚至失明。而胡萝卜可以补充维生素A，起到较好的治疗作用，并且可以维护大脑及中枢神经系统的正常功能。所以，常食胡萝卜不仅降低血糖，而且可防治糖尿病并发症，如高血压病、视网膜损伤、神经组织损失、冠心病、动脉硬化等。

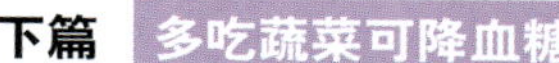

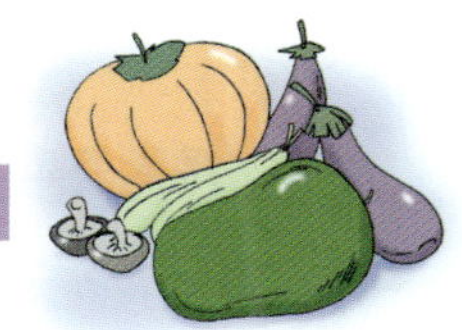

近年国外科学家发现，胡萝卜素除具有合成维生素 A 的作用之外，还有更优异的特性：①阻止肿瘤形成的作用强于维生素 A；②减少紫外线超量照射和其他射线的辐射对人体的伤害；③延

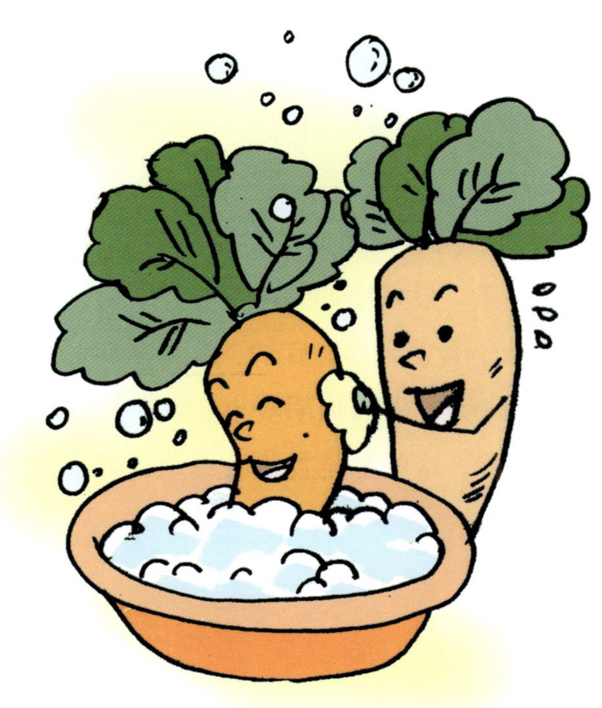

缓机体细胞衰老。

祖国医学认为，胡萝卜性味甘、平。有健脾补虚，行气消食的功效。《本草纲目》记载：“下气补中，利肠胃，安五脏，令人健食”。故，凡脾虚食停，气滞不畅，症见胸满脘闷，食欲不振，以及痢不愈者，可做辅助食疗。凡久病劳损，老幼体虚者，皆宜常食。另外，胡萝卜煮水频服，能透疹，并可治疗百日咳。

胡萝卜内含的胡萝卜素是脂肪溶性物质，生吃吸收甚微，最好用油炒或与牛、羊肉同煮食用。

胡萝卜食法较多，宜炒、煮、炖，做馅等，如素炒胡萝卜丝、牛肉炖胡萝卜、胡萝卜馅水饺、包子、馅饼等。这些都是食疗者可选择的食用方法。

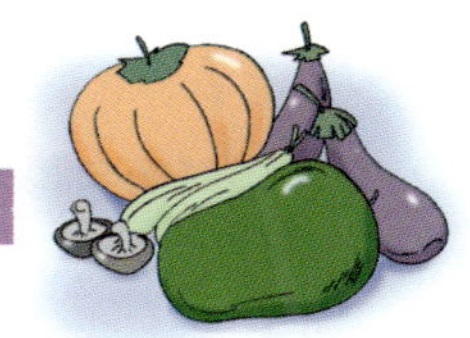

糖尿病人为何应常吃茄子

茄子又称矮瓜。茄科类蔬菜，在热带为多年生小灌木，温带为一年生栽培植物。茄的品种很多，形状有圆形、扁圆形、长条形。颜色有黑紫色、紫红色、绿色和白色。

据测定，每100克茄子中含蛋白质2.3克、脂肪0.1克、碳水化合物3.1克、膳食纤维0.8克、含钙22毫克、磷31毫克、铁0.4毫克，并含维生素A原0.04毫克、维生素B_1 0.03毫克、维生素B_2 0.04毫克、烟酸0.5毫克、维生素C 3毫克。这些都是人体所必需的营养物质。茄子上述除这些营养物质外，还含有维生素P（以紫茄子含量较

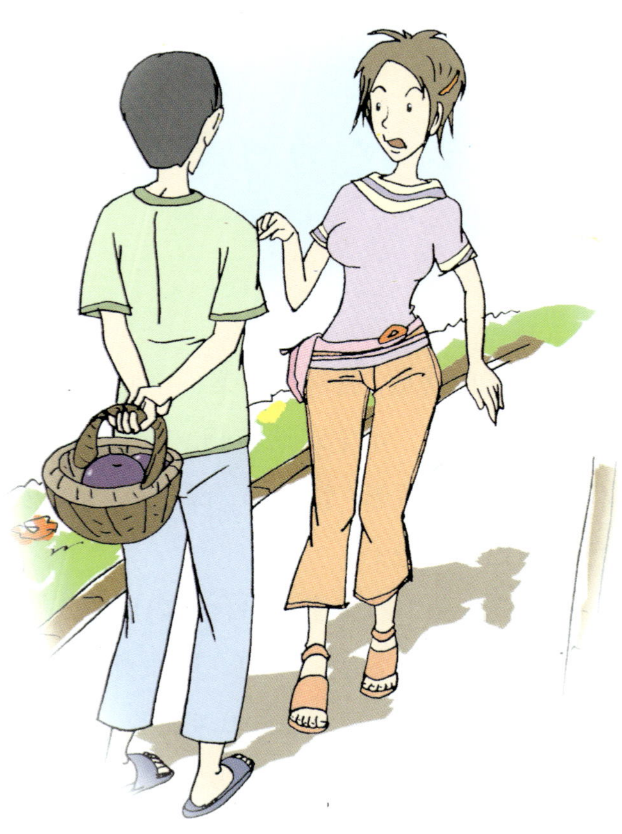

现代医学实验证明：茄子在小肠内能分解各种成分，与过多胆固醇结合，然后排出体外。国外学者提出“降低胆固醇12法”，食用茄子即是其中方法之一。

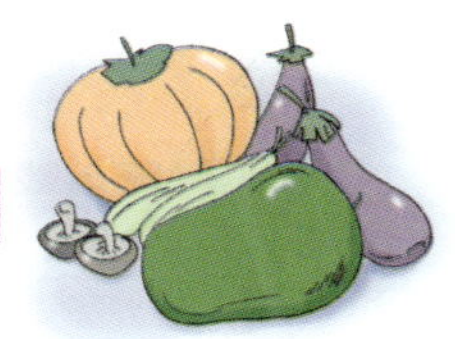

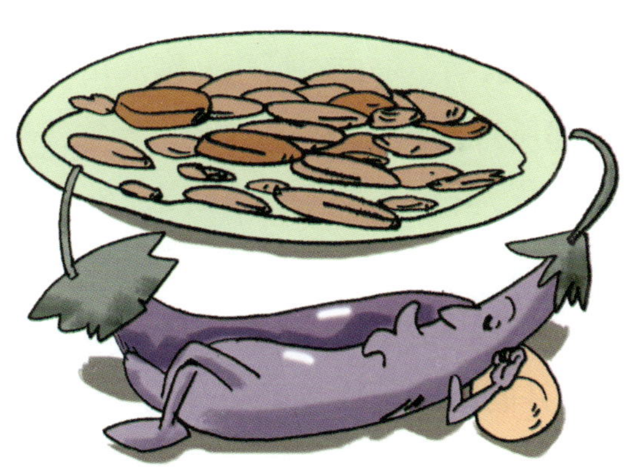

高），维生素P能增强人体细胞间的黏着力，提高微细血管对疾病的抵抗力，并可防止出血，对微小血管有保护作用。糖尿病患者食用茄子，可预防微血管病变。维生素P还可治疗高血压、动脉硬化、冠心病、紫癜等。因此，对糖尿病合并高血压、冠心病、动脉硬化等是有防治作用的。

此外，茄子还含有抗癌有效物质——龙葵碱，经动物实验证明此物质能抑制消化系统肿瘤的增殖。

中医学认为，茄子性味甘、寒。有清热解毒、活血消痈的功效。《随息居饮食谱》记载：“甘凉、

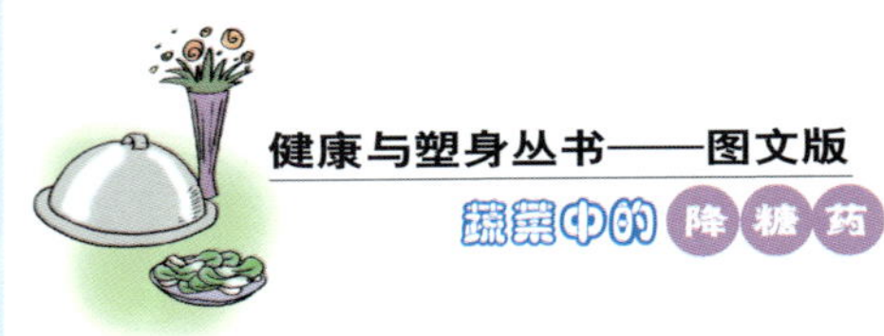

活血、止痛、消痈、杀虫、疟疾、癫痫诸病”。故，凡温热毒邪所致发热恶寒，或疟疾、癫痫等症，均可做辅助食疗。鲜茄生捣泥或焙研末，外敷治疮痈红肿、皮肤溃疡、烂脚、冻疮等。

此外，茄子浸泡烧酒，以棉球蘸湿龋洞可治牙痛；用手掰开的嫩茄蒂擦局部可使疣子脱落；将生茄子切开，擦局部，或以白糖适量，与茄子一起捣烂涂敷局部，可治蜈蚣咬伤及蜂螫伤等。

茄子的吃法颇多，令人眼花缭乱，可凉拌、烹炒，可红烧、白煮、油焖，还可做馅，用茄子做的菜肴有：拌蒜泥、油焖茄子、烧茄子、炸茄子、炸茄盒、酿茄斗、肉末煎茄子、茄子馅包子、水饺、蒸饺等。这些菜肴都可供食疗者参考。

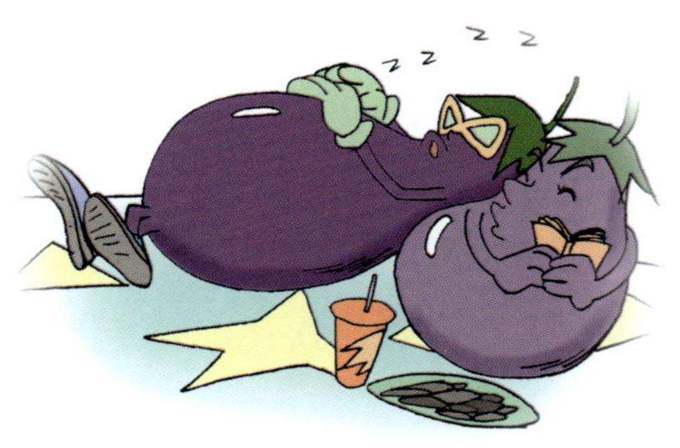

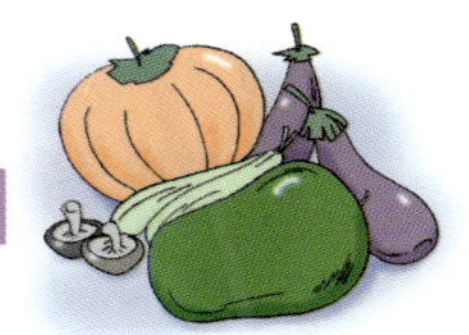

食黄瓜对糖尿病有何益处

“张骞使西域得种，故名胡瓜”。这是明代大医学家李时珍对黄瓜异名胡瓜的推断。

黄瓜翠绿，清香多汁，鲜嫩爽口，是人们喜爱的蔬菜之一。那么它对糖尿病患者是否有食疗作用，答案是肯定的。

据测定，每100克黄瓜中含蛋白质0.83克、膳食纤维0.52克、胡萝卜素93.75微克、维生素B_1 0.021毫克、维生素B_2 0.031毫克、尼克酸0.021毫克、维生素C 9.38毫克，含钙25.81毫克、铁0.52毫克、锌0.188毫克、磷25毫克、硒0.4微克，并含有丙醇二酸、钾盐、咖啡酸、绿原酸等。

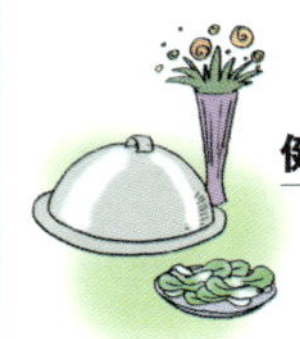

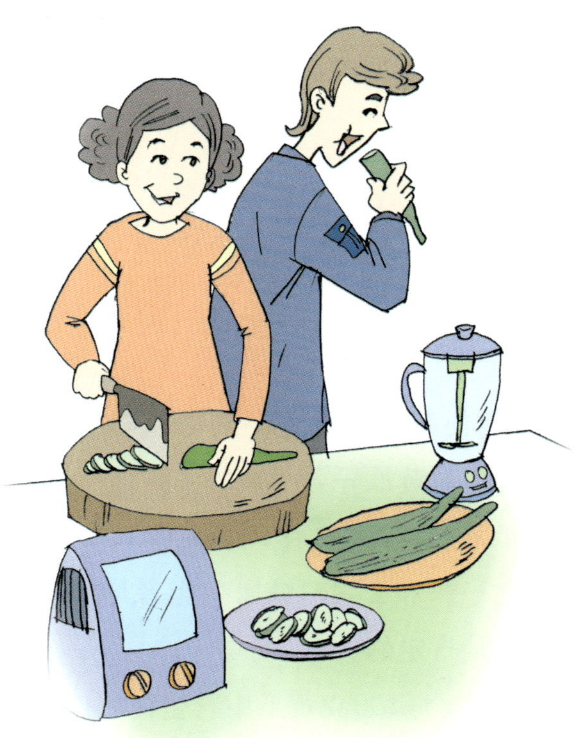

按照传统医药学理论，黄瓜属冷凉性食物，能除暑湿、利大小便、解毒凉血，疏通人体的排毒管道（如消化道、泌尿道、汗腺等），使体内之毒随同粪便、尿液、汗液排出体外，保持血流通畅。

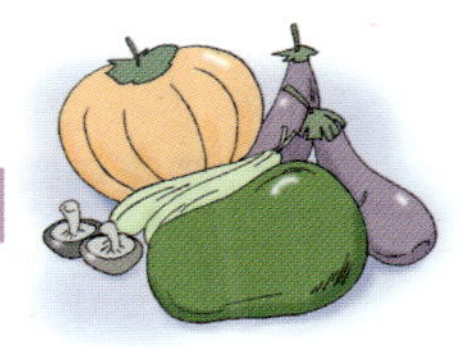

这些均为人体必需的营养物质。

现代研究认为，黄瓜属低热能、低脂肪、低糖的优质食物。黄瓜中所含的丙醇二酸可以抑制人体内的糖类物质转化为脂肪，黄瓜含钾量高，有降压作用。因此，对糖尿病及糖尿病合并肥胖症、高血压等患者有食疗作用。黄瓜中还含有柔软的细纤维，有促进肠道中的腐败物质排泄和降低血胆固醇的作用。

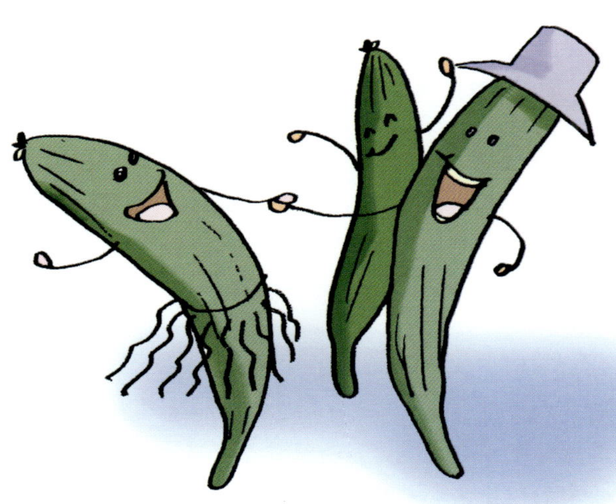

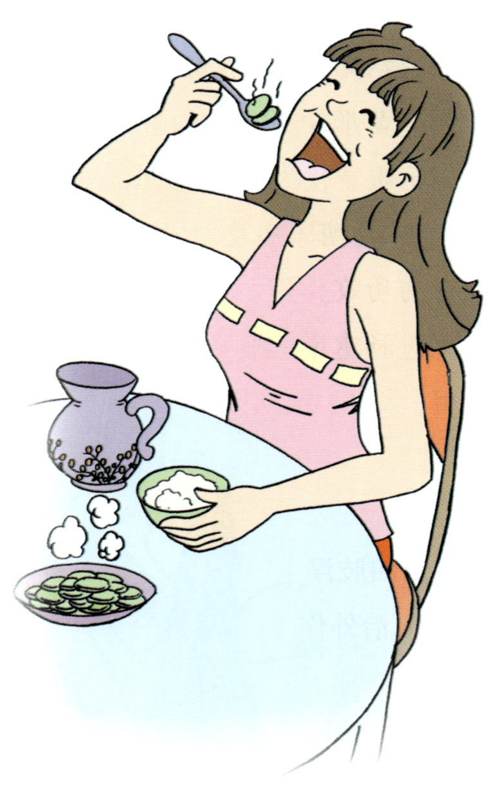

由于黄瓜含有维生素C氧化酶，它能加速维生素C氧化。如果与其他蔬菜一起生吃，如西红柿等会造成其他蔬菜、水果等食物中的维生素C被破坏，可将黄瓜进行高温瞬时烫漂处理食用或熟食。

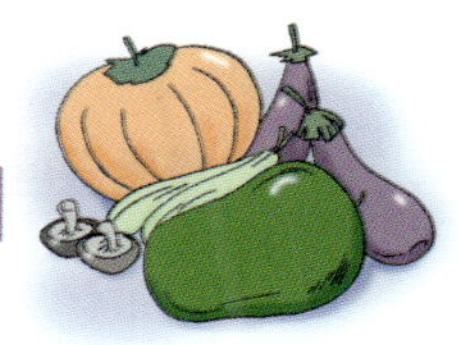

此外，黄瓜中的酶有生物活性，生吃能促进人体的新陈代谢。黄瓜头很苦涩，但其中含有大量的葫芦素有抑制肿瘤的作用。黄瓜中还含有维生素E，对抗衰老亦有益处。

中医认为，黄瓜性味甘寒、无毒。有清热止渴、利尿、解毒的功效。《日用本草》中记载："除胸中热，解烦渴，利水道"。《滇南本草》中记载："解疮癣热毒，消烦渴"。《陆川本草》："治热病、口渴、烫伤；瓜干陈者，补脾气，止腹泄"。故，凡患热性病，身热口干渴、胸中烦热者，可作辅助食疗。凡水肿腹胀，四肢浮肿，小便不利者宜食。鲜黄瓜浸汁外敷，可治外伤、烫火伤。

黄瓜肉质嫩脆，味清新鲜美，含水分多，生吃清爽可口，亦可当蔬菜，亦可当水果。做法颇多，既可凉拌食用，也可炒、煮，做汤配菜，柔软可口或清脆香甜。另外，还可以加工腌渍：醋渍、酱渍和做成罐头等。

适用于糖尿病及高血压、高血脂、肥胖患者的菜肴有：黄瓜豆腐炒虾仁、黄瓜炒木耳、凉拌黄瓜、黄瓜虾仁炒香菇等。

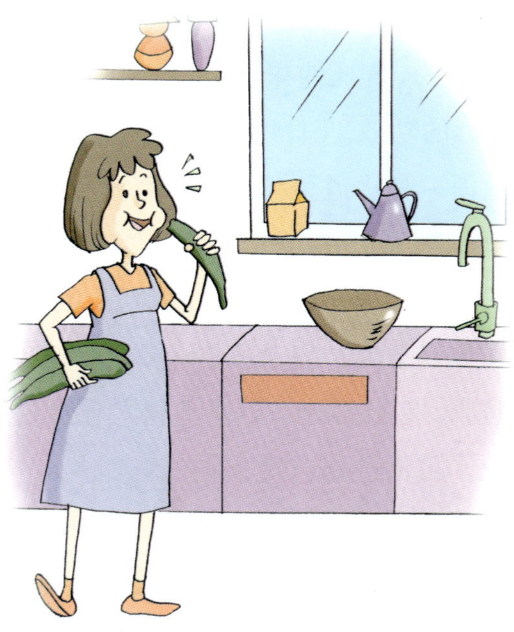

黄瓜的一个美妙的名子——“减肥瓜”。节制饮食量，增加活动量，再吃一些“减肥瓜”，就能收到较理想的减肥和预防血糖升高的效果。

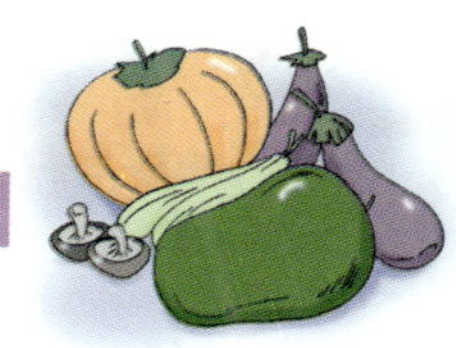

马齿苋有何药用价值

马齿苋是野外路边或田间园里的一种野菜。它常在春季发芽，夏季开花，在全国各地均有分布。

马齿苋圆叶肥厚，在地上匍匐生长，具有顽强的生命力。如果把它放在烈日下晒几天，虽然叶已枯萎，但一旦植入适宜生长的土壤环境中，便会死而复生，所以又有“长命菜”之称。

据现代医学研究发现，马齿苋中除含有维生素B、维生素C、胡萝卜素以及钙、磷、铁等元素外，还有高浓度的去甲肾上腺素和多量钾盐，以及苹果酸、葡萄糖等，这些元素不但是人体所必需的营养物质，还是治疗多种疾病的良药。

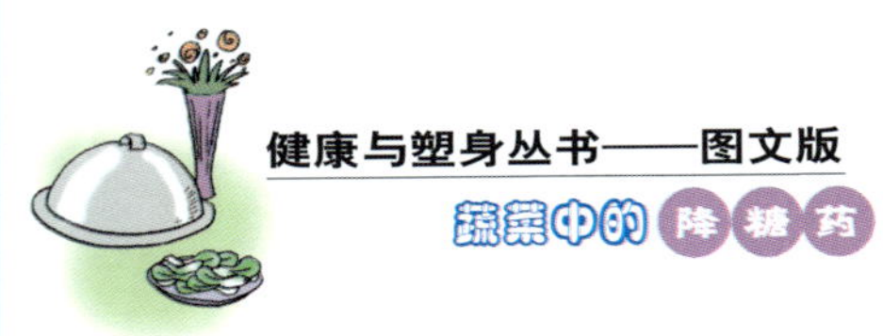

美国科学家研究证实，马齿苋中所含高浓度的去甲肾上腺素能促进胰岛素β细胞分泌胰岛素，调节人体糖代谢，从而降低血糖水平。其实，马齿苋治疗糖尿病中医早有记载，中医古书曾记载马齿苋有治“消渴”（糖尿病）的作用。《陕西卫生报》报道，有一位民间医生，用马齿苋加水煮熟后食用，治愈了多名糖尿病患者。这说明马齿苋确有治疗糖尿病的作用。

马齿苋中所含的大量钾盐，有良好利尿消肿作用，对于肾炎水肿有较好的治疗效果。其中所含的去甲肾上腺素和钙剂有一定的止血效果。

中医认为，马齿苋性味酸、寒，有清热解毒，散血消肿的功效。《食疗本草》记载：“明目，治疳痢”。《滇南本草》记载：“益气、清暑热、宽中下气、润肠、消积滞、杀虫、疗疮红肿疼痛”。《本草纲目》中记载：“散血消肿，利肠滑胎，解毒通淋，治产后虚汗”。《唐本草》中记载：“味辛寒，无毒。主诸肿瘘疣目，捣揩之；饮汁主反胃，诸淋，带下，

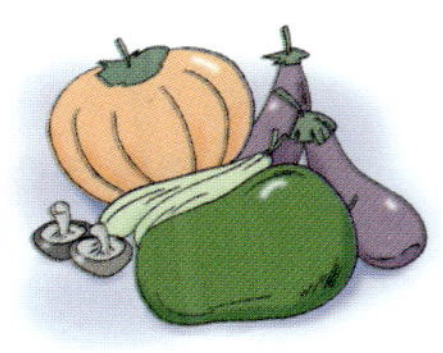

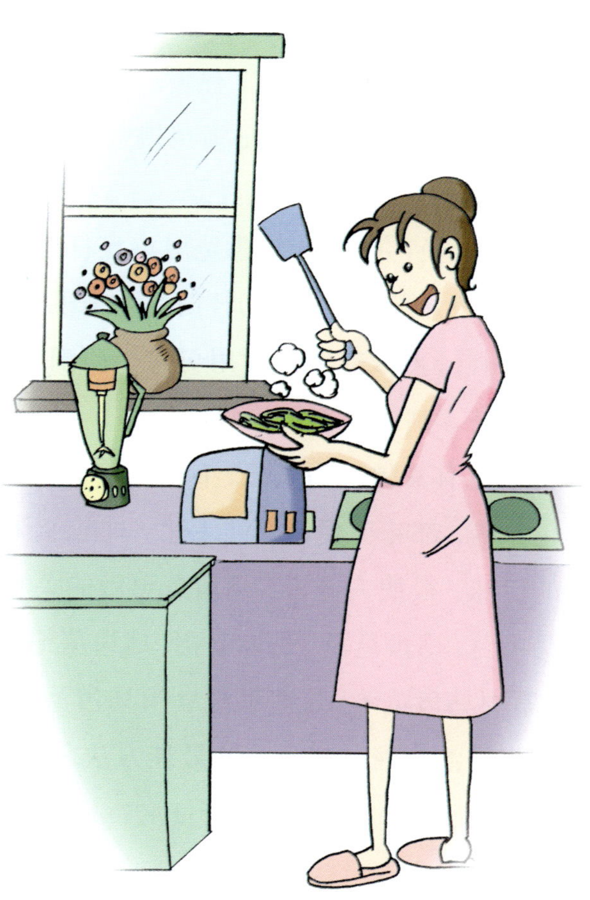

“夏食马齿苋，痢疾肠炎均能安”。

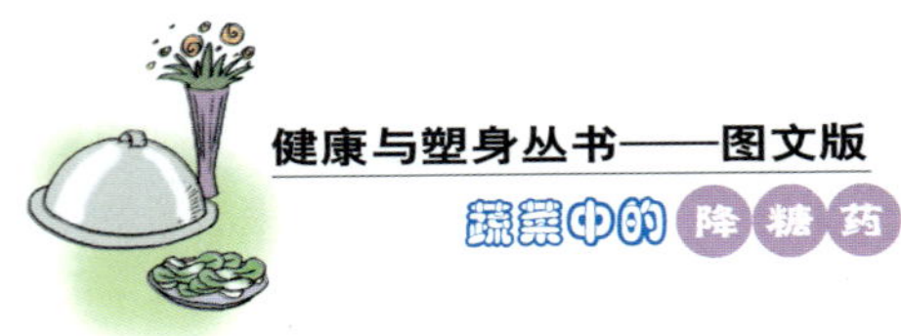

金疮血流，破血癖症癖，小儿尤良”。故，凡毒热内壅，或湿热蕴结所致血痢，热淋血淋，肠痈，阴肿带下等，均可做食疗。鲜马齿苋捣敷，可治痈疮肿毒、丹毒、瘰疬、小儿白秃等。

近代医学研究证明：马齿苋对痢疾杆菌、伤寒杆菌、金黄色葡萄球菌、大肠杆菌等均有明显的抑制作用。因此，煎液或蒸煮食用可防治菌痢、肠炎、急性阑尾炎，制成片剂可治疗钩虫病。

马齿苋有其独特的风味，不论是炒食，还是做馅蒸包子等，都味美爽口，而且有一种酸溜溜、麻辣辣的口味，很使人开胃。马齿苋可做的菜肴有：蒜茸马齿苋、马齿苋汤、马齿苋粥、马齿苋馅包子、水饺、素焯马齿苋等。这些都是食用马齿苋的较好方法，也是治疗糖尿病食疗的最佳方法之一。

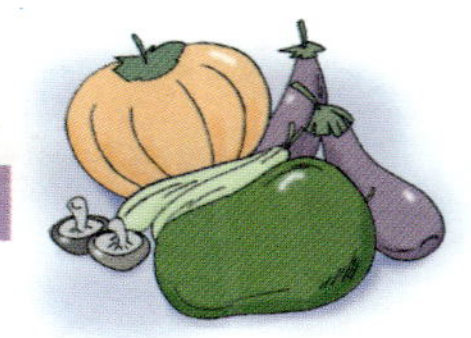

亦粮亦蔬的山药

山药又名薯蓣、白苕、参薯等，是薯蓣科多年生蔓生草本植物薯蓣的块茎。原产于我国或亚热带地区。目前，我国重要的产地有河南、山西、河北、陕西等省。

山药有长圆柱形种、扁形种、块状蕃种，是民间公认的滋补佳品。山药的营养价值很高，据测定，每100克中含蛋白质1.5克、碳水化合物14.4克、膳食纤维0.9克、维生素A原0.02毫克、维生素B_1 0.08毫克、维生素B_2 0.02毫克、烟酸0.3毫克、维生素C 4毫克，含钙14毫克、磷42毫克、铁0.3毫克。这些都是人体所必需的营养物质。此外，山药还含有淀粉酶、胆碱、黏液质、精氨酸、薯蓣皂甙、谷甾醇等。

现代医学研究证实，山药中所含的淀粉酶（又称消化素）能加快碳水化合物（糖类）之代谢，控制肾糖阈值增高，可防治糖尿病。山药中含磷也较高，磷和钙一样，是构成骨骼和牙齿的主要成分，糖和脂肪的吸收与代谢需要足够的磷，如磷缺乏，脂肪和糖的代谢就会出现功能性障碍，血糖就会

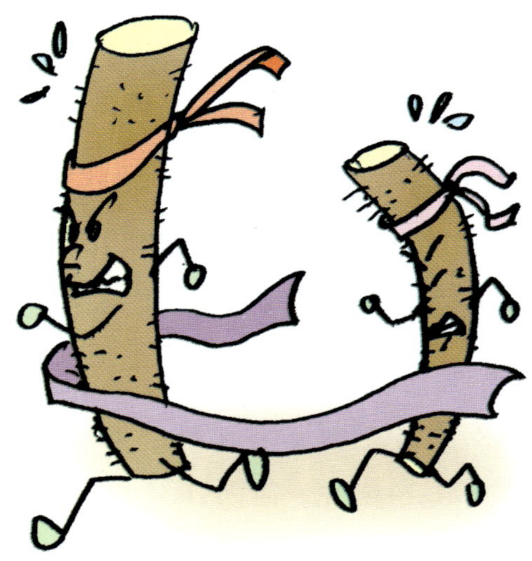

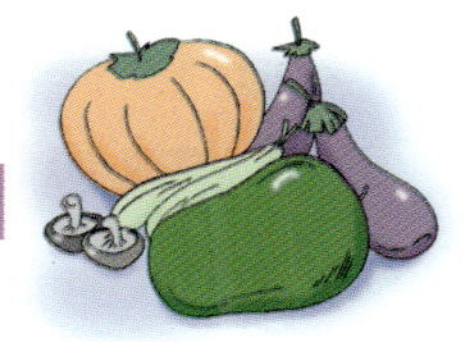

升高。磷对能量的转移和维持人体酸碱平衡也有重要作用。山药中所含的高蛋白质、膳食纤维等对防治心血管疾病，如冠心病、动脉粥样硬化症有辅助食疗的作用。此外，山药还含有一种多糖蛋白质，这对人体有特殊的保护作用和延年益寿之功效。因此，糖尿病患者食用山药既可充饥，又可治病，还有保健功能，可谓一举多得。

祖国医学认为，山药性味甘、平。有健脾补肺，固肾益精的功效。《神农本经》记载："至伤中补虚、除寒热邪气，补中益气力，长肌肉，久服耳目聪明"。《日华子本草》称："肋五脏，强筋骨，长志安神，主泄精健忘"。故，凡久病之后脾胃虚弱，虚羸少气，倦怠乏力，食欲不振，久泄久痢；肺气虚燥、痰喘咳嗽，皮肤干燥等症，皆可为滋补食疗佳品。常人久食白肤健身。本品煎汤入药可治肾气亏耗、腰痛疲软、下肢痿弱、消渴尿频、遗精早泄、带下白浊等。山药捣泥外敷，治皮肤赤肿硬痛，结核坚硬不溃及冻疮。

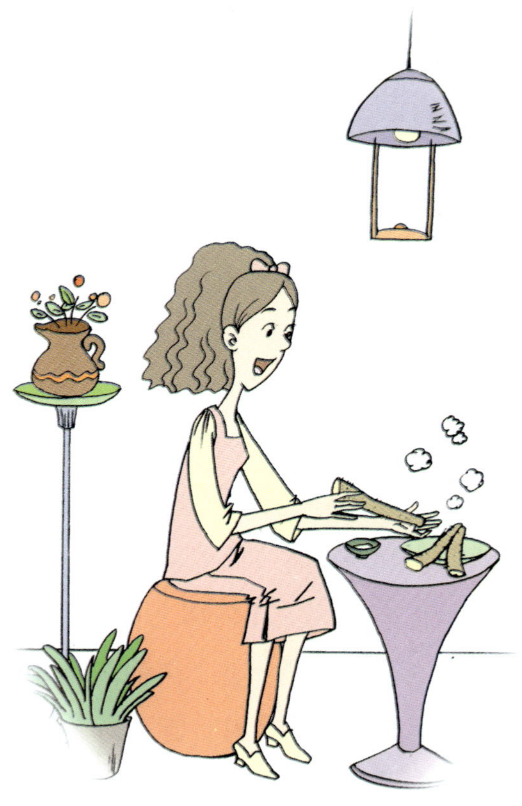

山药宜蒸不宜煮。如果用蒸汽加热，因蒸汽温度高于水温，同时受热均匀，不直接与水接触，减少可溶性营养成分的流失，吸收的水分少，黏性大，色泽洁白，可较好地保持山药的特有风味。

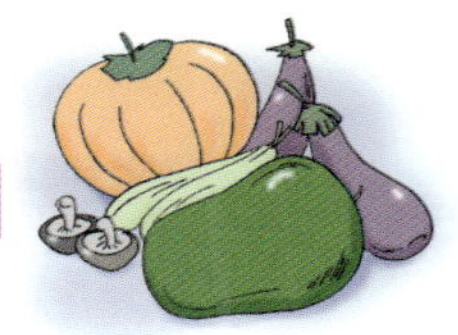

山药常用作食疗的方法有：用新鲜山药50克（干山药30克）切片，加适量水，煮沸后再用文火煎20分钟，或焖5～8分钟即可。每日或隔日吃1次，1个月为一疗程。山药粥：将山药洗净，去皮，切成片和粳米一起熬成粥，早、晚湿热食用。

山药还可作菜，可蒸、炒、煮、炸、溜、拔山药，如山药鲫鱼汤、山药麦麸菠菜粥、山药炖黄鳝、山药茯苓饼、山药大枣糕、山药枸杞粥等。这些都适合于糖尿病患者食用。

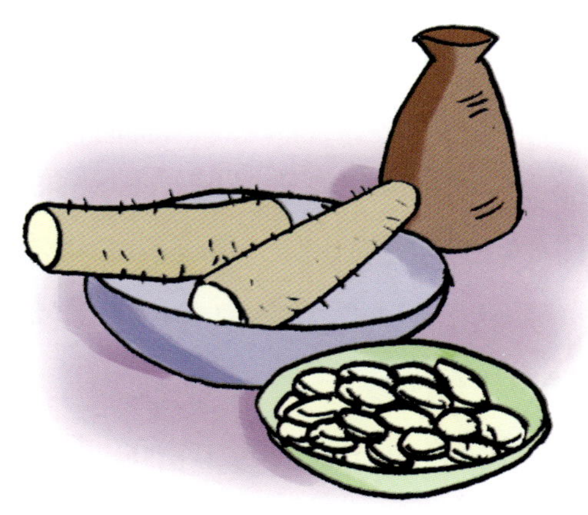

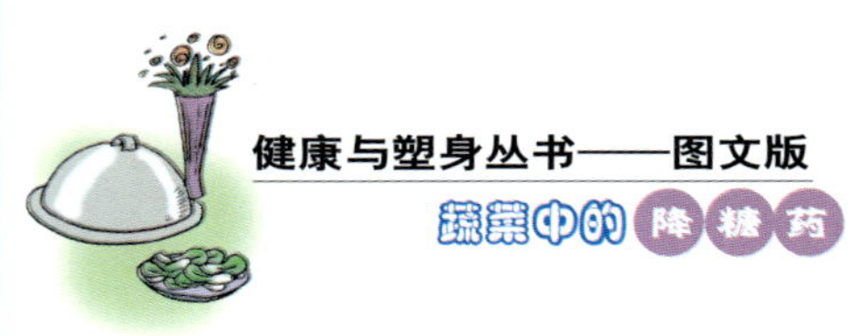

24 牛蒡根能治糖尿病吗

谈起牛蒡根许多人还不太熟悉，误以为是中药的一味药材，其实它既是中药，也是佳菜良蔬，是近年来我国新开发的保健类蔬菜，它所含营养成分不但高于其他根茎类蔬菜，而且还比较全面。20多年来，日本对牛蒡进行了多次的品种改良，并使之成为营养和保健价值极高的一种蔬菜。凭借其独特的香气和纯正的口味，风靡日本和韩国，走俏东南亚，并已引起西欧和美国有识之士的喜爱和关注，被誉为“东洋参”。

牛蒡根的营养成分是极为丰富的，每100克牛蒡根中含蛋白质4 700毫克、粗纤维2 400毫克、

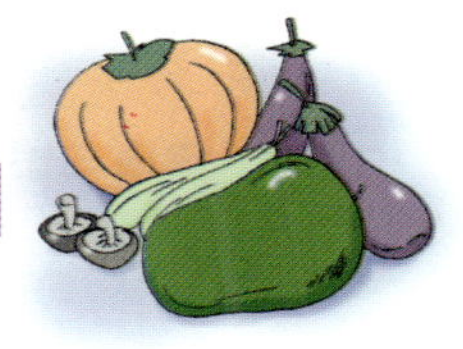

含维生素B_1 0.02毫克、维生素B_2 2.29毫克、维生素C 25毫克，还含钙242毫克、磷61毫克、铁7.6毫克、胡萝卜素390毫克，所含的胡萝卜素是胡萝卜的200多倍，钙的含量也高于其他蔬菜100多倍，是根茎蔬菜中含量最高的。

经中国权威机构对牛蒡和牛蒡产品分析化验证明，其含有丰富的胡萝卜素、蛋白质、膳食纤维，对糖尿病患者极为有益。尤其是丰富的膳食纤维可以刺激胰岛素的产生，并且高纤维能促进胃肠道蠕动，增加粪便量，使便秘消失，还可以促进胆固醇的排泄，降低血清胆固醇的水平，并可促进血液循环，因而有助于降血糖和降血脂，可防止中风，还可起到减肥的作用。牛蒡中所含的菊糖对糖尿病患者也极为有益。所含的胡萝卜素和钙可以防治糖尿病患者的视网膜病变，以及因糖尿病引起的骨质疏松症。所以说，牛蒡既可防治糖尿病，又可防治糖尿病合并症，如高血压、高血脂、冠心病、肾病、视网膜病变等。此外，日本研究结果表

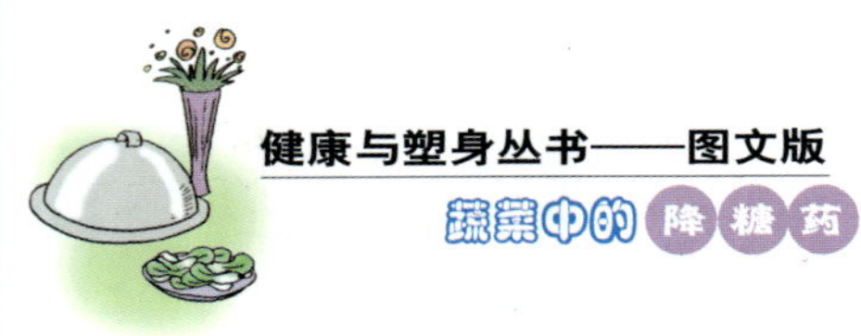

明，牛蒡含有黄酮甙类化合物，对恶性肿瘤有一定的抗性，常食牛蒡对某些癌症有一定的控制作用及治疗作用。

自古以来，我国一直把牛蒡（牛蒡子）作为一种中药来使用。中医认为，牛蒡子性味辛、苦、寒，有疏风散热，解表透疹，祛痰止咳、清热解毒的功效，对外感风热，咽喉肿痛、麻疹初起、疹出不畅、风热咳嗽、咯痰不畅、疮痈肿毒等有治疗作用。

目前，市场销售的牛蒡根产品有：牛蒡茶、牛蒡小食品、保鲜牛蒡丝等。用牛蒡所做的菜肴有：猪肉丝炒牛蒡、炒三丝（即胡萝卜丝、猪肉丝、牛蒡丝）、凉拌糖醋牛蒡丝等。这些菜肴可供糖尿病患者食用。